新 标 准 早 期 教 育 专 业 "十 三 五" 规 划 教 材

0—3岁婴幼儿护理与急救

编 著◎陈 敏 吴运芹 覃雅芬

华东师范大学出版社

·上海·

图书在版编目(CIP)数据

0—3岁婴幼儿护理与急救/陈敏,吴运芹,覃雅芬编
著.—上海:华东师范大学出版社,2017
0—3岁早期教育专业系列教材
ISBN 978－7－5675－6678－1

Ⅰ.①0… Ⅱ.①陈…②吴…③覃… Ⅲ.婴幼儿－护
理－教材②小儿疾病－急救－教材 Ⅳ.①R174
②R720.597

中国版本图书馆 CIP 数据核字(2017)第 176768 号

0—3 岁婴幼儿护理与急救

编　　著　陈　敏　吴运芹　覃雅芬
策划组稿　汪　芬
项目编辑　蒋梦婷
版式设计　庄玉侠
封面设计　庄玉侠

出版发行　华东师范大学出版社
社　　址　上海市中山北路 3663 号　邮编 200062
网　　址　www.ecnupress.com.cn
电　　话　021－60821666　行政传真 021－62572105
客服电话　021－62865537　门市(邮购)电话 021－62869887
地　　址　上海市中山北路 3663 号华东师范大学校内先锋路口
网　　店　http://hdsdcbs.tmall.com

印　刷　者　上海市崇明裕安印刷厂
开　　本　787×1092　16 开
印　　张　7.75
字　　数　177 千字
版　　次　2018 年 1 月第 1 版
印　　次　2024 年 7 月第 9 次
书　　号　ISBN 978－7－5675－6678－1/G·10497
定　　价　30.00 元

出 版 人　王　焰

编写委员会

主 任　陈　敏　吴运芹　覃雅芬

编　委　方立珍　孙正香　王洁　刘彩霞　李　奇
　　　　姚家琦　黄　玫

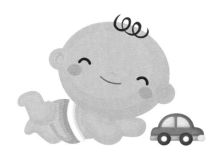

　　《0—3婴幼儿护理与急救》是教师教育精品教材·早期教育专业系列之一。本教材面向的是师范院校早期教育专业(方向)本专科学生。0—3岁是人的一生中发育最快速的时期,无论是智力还是体格发育,都处在飞速发展阶段。为保证婴幼儿有一个健康的成长环境,早期教育者不仅需要掌握婴幼儿的生理和心理状态、营养需求、居住环境要求、生长发育指标、健康状况、各种常见疾病的护理,以及意外的急救措施等相关知识,还需要通过系统培训,确保作为一名早期教育专业人士,能为婴幼儿及其家庭和社会提供专业的保健指导。

　　本教材以婴幼儿及其家庭为中心,注重婴幼儿日常护理及常见疾病护理方面的可操作性,在此基础上,阐述了必要的医学理论知识、技能,以及正常儿与异常儿区别的观察方法。

　　全书分六个部分,第一部分对婴幼儿护理任务及年龄分期做了一个简单介绍;第二部分对婴幼儿生活护理技术提供了指导方向;第三部分对婴幼儿保健做出了具体指导;第四部分对健康婴幼儿的观察给出了标准;第五部分针对婴幼儿常见疾病护理对教育者提出了进一步的要求;第六部分针对婴幼儿意外伤害急救,指导幼教人员和家长能够在第一时间正确施救。

　　本教材由湖南省儿童医院陈敏、吴运芹、覃雅芬三位老师共同主编,方立珍、孙正香、王洁、刘彩霞、李奇、姚家琦、黄玫老师参与编写;吴运芹、王洁和刘彩霞老师示范操作;北京邮电大学李依晴同学负责教材中操作部分图片、视频的拍摄。

　　本教材在拟定大纲时得到了方立珍老师的倾力指导,完稿后孙正香老师参与审核。整个创造过程中得到以上所有老师的鼎力支持和帮助,谨在此致以真诚的感谢!

　　由于时间紧迫,加之作者水平有限,书中难免有不妥之处,恩请广大读者批评指正。

陈　敏

2018年1月

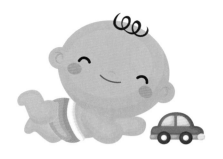

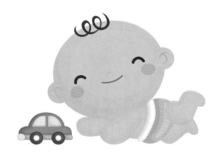

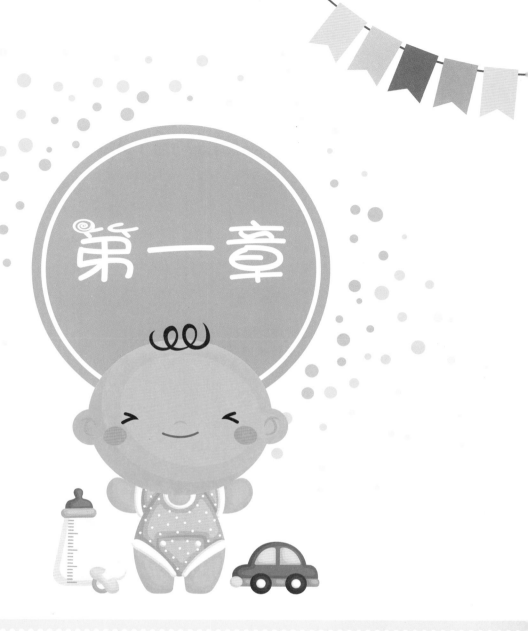

第一章

学习目标

1. 掌握婴幼儿各期年龄划分界限。
2. 掌握婴幼儿各期特点。

婴幼儿护理任务及年龄分期

婴幼儿护理的任务和范围

1. 提高婴幼儿的体格和社会适应能力
2. 掌握科学育儿知识，并取得家庭及社会的支持

婴幼儿年龄分期及特点

1. 新生儿期特点
2. 乳儿期生长发育速度最快
3. 幼儿期意外伤害发生率增加

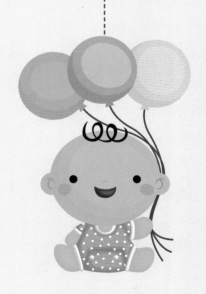

第一节　婴幼儿护理的任务和范围

一、婴幼儿护理的任务

① 理解婴幼儿生长发育特点及其影响因素,不断提高婴幼儿的体格和社会适应能力。
② 提高婴幼儿认知发展,提高婴幼儿的整体健康素质。

二、婴幼儿护理的范围

① 婴幼儿护理技术;观察婴幼儿健康状况。
② 培养婴幼儿生活技能。
③ 常见疾病护理。
④ 促进对婴幼儿有利因素、防止不利因素。
⑤ 及时处理各种异常情况。
⑥ 保证婴幼儿健康成长、提高生命质量。

婴幼儿护理要达到保障和促进婴幼儿健康的目的,幼师必须掌握科学育儿知识,并取得家庭及社会的支持。

第二节　婴幼儿年龄分期及特点

一、新生儿期

自婴儿出生后脐带结扎起至生后 28 天,被称为新生儿期(neonatal period)。按年龄划分,新生儿期实际包含在婴儿期内,但由于这个时期在婴幼儿生长发育等方面具有非常明显的特殊性,故将婴儿期中的这一特殊时期单独列为新生儿期。

胎龄满 28 周(体重大于等于 1000 g)至出生后 7 天称围生期(perinatal period),又称围产期,包括了胎儿晚期、分娩过程和新生儿早期 3 个阶段,是婴儿经历巨大变化和生命遭到最大危险的时期,死亡率最高。新生儿脱离母体后需经历解剖生理上的巨大变化,才能适应宫外的新环境,而新生儿身体各组织和器官的功能发育尚不成熟,对外界环境变化的适应能力和调节能力差,抵抗力弱,易患各种疾病且病情变化快,发病率和死亡率较高。据报道,婴儿死亡总人数中约 1/2—2/3 是新生儿,其中第一周内的新生儿死亡人数占新生儿死亡总人数的 70% 左右,故新生儿保健重点是在出生后 1 周内。

（一）新生儿神经系统生理特点

新生儿神经系统尚不成熟,虽然脑神经元大部分已经形成,但形态与功能均不成熟,大脑半球白质、灰质尚未分化,在化学成分和生理方面与成年的大脑有显著区别。

早产儿的大脑皮质神经细胞髓鞘形成很不完全,细胞间的多突触间联系仅为初步形成。

因此神经系统功能相当大部分由脑干和脊髓水平控制,如:婴儿期的反射反应,即拥抱、握持、踏步及放置等,均代表不受高级大脑约束的原始细胞功能释放。

足月新生儿在出生后最初几小时即表现出固有的先天能力,这是用迄今人们认识到的脑解剖生理成熟过程所不能完全解释的。在安静觉醒状态下,新生儿可注视人的面部,寻找声源,随外界语言节律扭动身体,并有明显的模仿性伸舌、张口及撅唇动作。

1. 新生儿感觉系统生理发育特点

(1)视觉

强光、声响及疼痛等很多刺激均可引起新生儿眨眼反射。婴儿出生后即有视力,注视脸的图形的时间比一张白纸要长;目光可追随在眼前 20 cm—25 cm 处摆动的色彩鲜艳的物体移动;母亲与其说话时,可注视母亲的面孔。

(2)听觉

新生儿生后几天内主要通过骨骼组织来传导听觉刺激,有巨大声响时可引起其眨眼或拥抱反射,并可由安静转啼哭或啼哭转安静。

(3)嗅觉

新生儿嗅觉发生较早,如:寻找母乳、对强烈气味表现不悦等,出生后一个月可形成香味引起的食物性条件反射。

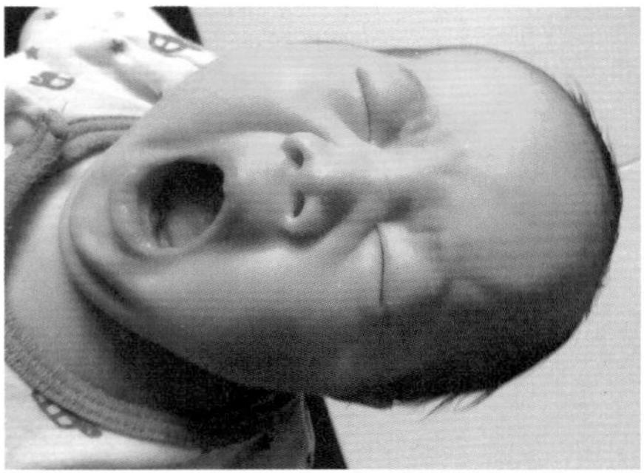

(4)味觉

新生儿生后几天即可对甜味食物有所反应,进行吸吮;对苦味与酸味表现出皱眉、闭眼、张口,还会用舌头把苦物顶出来。

(5)皮肤感觉

新生儿出生即有触觉,以口唇周围最灵敏。有物体接触口唇就出现吸吮动作;物件触及手足心产生握持反射;暴露在冷环境中会大哭或战栗;对痛刺激有反应,但定位不准确,所以局部刺激一般产生全身广泛性反应。

图 1-1 味觉

2. 新生儿运动系统的生理发育特点

正常足月新生儿动作多为无意识运动或反射性动作。两侧肢体的活动范围、肌力、肌张力表现为对称性,屈肌张力大于伸肌张力。安静时多呈侧卧位,上下肢呈屈曲位。仰卧位时,两大腿轻度外展,膝、髋和踝关节屈曲。俯卧位时,头歪向一侧,屈髋,膝关节屈曲在腹下方,骨盆高抬,两手呈轻度握拳状,拇指放在其他指外,可有自发的张开及握拳动作。

3. 对周围环境适应能力、与人交往能力及情绪情感的生理发育特点

新生儿出生时即有原始的情感反应,当吃饱、温暖或见到光亮时即有愉快反应;对饥饿、寒冷、疲乏则表现出啼哭及不安静等不愉快的反应。

4. 脑的生化、生物电的分化发育特点

新生儿脑重 300 g—400 g,出生后脑重量的增加主

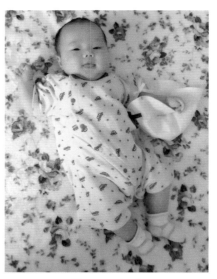

图 1-2 仰卧

要是由于白质和灰质内的胶质细胞数量增多以及大脑外皮层厚度的增加（神经元树突的伸长和轴索的分支加多，及髓鞘的发育）所致。在脑细胞高度发育阶段中，DNA（脱氧核糖核酸）迅速增长，神经细胞肥大。大脑胶质细胞的增殖可持续至出生后，而神经元及胶质细胞则兼有增殖与肥大，说明出生后中枢神经系统虽已较胚胎时显著成熟，但仍处于出生后早期的快速生长阶段，所以对外界的各种损伤仍然十分敏感。

在脑发育的过程中，神经系统的每种成分均有量及浓度的变化，如：各脑区生化反应基质与酶的含量或活性，相互有关的各类化合物的浓度等，这些变化的正常进行是维持正常脑电活动即兴奋抑制过程的相对平衡的主要保证。脑在生化方面发育成熟的最重要的标志是形成、储存、释放及灭活中枢神经介质及神经肽系统的发育。

临床衡量脑成熟的指标多以生理学指标为准。新生儿可在无前脑状况下行使生理功能，有些无大脑皮质的新生儿（如：无脑性水肿）有时可与正常儿混淆，表现正常姿势和运动，可有惊厥发作，只有当出生后 1 个月视觉通路渐趋完善时进行视觉刺激诱发电位才能发现其缺陷。出生后环境对于脑发育的影响是肯定的，即脑功能的发育具有可塑性。

（二）新生儿保健

1. 尽量喂母乳

母乳是母亲为婴儿准备的宝贵资源，是满足婴儿生理需要和增强抵抗力的最佳营养品。通过吸吮母亲的乳汁，新生儿既经历着由饥到饱的生理体验，也经历着舒适安全的心理体验，哺乳时母子间的接触和联系，既是情感发展的基础，也是智力发展的良好方式。

2. 保持体温适中

新生儿体温调节能力差，环境温度不合适，会造成体温升高或降低，影响生长发育。合适的体温表现是脸色红润，手足温暖，不出汗，吃睡正常，腋下体温 36.5℃—37.3℃。在没有疾病的前提下，体温超过 37.5℃或低于 36℃，就应检查环境温度是否适宜，衣着是否保暖过度或者过少。

3. 襁褓衣着宽松

上身可穿无领斜襟衫，胸部以下用薄毯齐腋下松松包裹，松紧度以成人的手能插入为宜，应能保持双腿呈卷曲状态。

4. 预防感染及早发现疾病

新生儿感染的预防，除注意环境卫生和个人卫生外，还要特别注意保护脐部清洁干燥。由于生理原因，新生儿生病常常症状不明显、不典型、不易察觉，如果新生儿不爱吃奶、哭声不响亮，就应考虑是疾病的先兆。

5. 给新生儿关爱

新生儿不是一个一般的小生命，他们所需要的不仅仅是充足的乳汁、温暖的摇篮，他们对与母亲肌肤接触有偏好，喜欢有生命的东西。在新生儿睡醒吃饱后和在护理穿洗过程中，这些刺激能给他未来性格注入丰富完善的营养，促进智力的发展。

二、婴儿期

出生后到满 1 周岁之前为婴儿期（infant period）。此时期小儿以乳汁为主要膳食，又称乳儿期。

（一）婴儿期生长发育特点

1. 婴儿期是大脑发育最快的时期

胎儿时期神经系统发育最早，尤其是脑的发育最为迅速。婴儿出生时脑重约 370 克，占体重的 1/9—1/8 左右,而成人脑重约 1500 克,占体重的 1/40。6 个月时脑重约为出生时的 2 倍 (600—700 克);2 岁时达 3 倍(900—1000 克);7 岁时已接近成人脑重,而儿童的体重到 10 岁时才达成人的 50%。

其次,与脑的发育密切相关的头围亦说明在胎儿期及婴儿期脑的发育最为迅速,胎儿期由于脑的发育最快,故出生时头围相对较大,足月儿平均为 34 厘米,生后前半年增加 8—10 厘米,即 6 个月时达 42—44 厘米,1 岁时为 46 厘米,2 岁时达 48 厘米,5 岁时为 50 厘米,15 岁时已接近成人的头围,约 54—58 厘米。

因此婴儿期对能量和营养素尤其是蛋白质的需要量相对较大,但此时期婴儿消化吸收功能尚未完善,若喂养不慎,易发生消化紊乱和营养不良。

2. 婴儿的动作发展是神经系统发育的一个重要标志

婴儿运动能力的发展是心理发展的重要准备,因为神经—肌肉运动向脑提供的刺激作用是智力发展的源泉。运动发展是有规律的,其顺序是从上向下发展。因为人和其他动物不同,很多动物一降生动作发育即已成熟,如:小鸭、小牛等生下来即能走能跑。而人在出生时大脑的大部分还是空白,需要在出生后继续形成,还要经过第二次诞生,也就是在接受外界各种信息的刺激下人脑才能最终变得聪明和完善。

3. 婴儿期免疫功能低下

婴儿期免疫系统还未发育完全,免疫防御功能还不完善,6 个月后,通过胎盘从母体获得的免疫物质逐渐减少,而自身的免疫功能尚未成熟,体内免疫球蛋白、淋巴因子数量和功能都明显低于成年人,而且婴儿的胃肠道通透性较高,血脑屏障薄弱,故易患肺炎等感染性疾病和传染病。

(二)婴儿期保健

① 提倡母乳喂养和合理的营养指导十分重要。预防佝偻病、缺铁性贫血及婴儿腹泻为此期的保健重点。

② 需要有计划地接受预防接种,完成基础免疫程序,并应重视卫生习惯的培养和消毒隔离。

③ 婴儿最早的动作是从头部开始的,如:抬头、转头等,然后才会翻身、坐、爬、站、走等活动。这里的每一项活动都是有一定规律的,一般不会有跨越行为。但也有少数婴儿会跳过其中的一项到两项,而过渡到下面的阶段,这也是正常现象。因为人体的机能反应是有差别的,因此应积极进行早期训练。

如果婴儿不能按时俯卧抬头、翻身、独坐、爬行、独站、扶走、独走,伸手抓物手眼不协调,手主动够物不灵活,精细动作欠缺,对玩具不感兴趣,语言发育迟缓,运动发育指数与智力发育指数不均衡,出现偏离现象等,则需要引起高度重视。应及时到医院检查神经运动发育正常与否,通过神经系统检查可以发现婴儿运动落后、反射、肌张力和姿势异常,早期做出诊断,早期进行干预。

三、幼儿期

1 周岁后到满 3 周岁之前为幼儿期(toddler's age)。

(一)幼儿期特点

此时期小儿体格发育速度逐步减慢,而神经心理发育迅速,行走和语言、思维和社会适应能力增强,自主性和独立性不断发展,会自由行走,活动范围渐广,智能发育较前一阶段突出。尤其是语言能力的发展,0—3岁是婴幼儿语言学习的关键期。同时幼儿接触周围事物的机会增多,但对危险事物的识别能力不足,意外伤害、中毒和创伤发生率增加。免疫力仍较低,易患急性传染病及感染性疾病。饮食已从乳汁转成成人饮食,如喂养不当,仍易患营养缺乏及消化紊乱。

（二）幼儿期保健

① 此期应注意防止意外伤害、创伤和中毒。传染发病率仍较高,防病仍为保健重点。幼儿乳牙出齐,饮食结构变化,需注意防止营养缺乏和消化紊乱,培养良好的生活习惯。

② 抓住关键期进行早期教育。关键期是大脑完善其功能的"机会窗口",最容易受到环境和经验的影响,环境和经验对婴幼儿的影响必须由感觉通道才能实现。在关键期提供丰富的视听环境会使婴幼儿感觉能力发育更健全,为婴幼儿智力发展创造重要前提。某种知识或经验一般在某一特定期最易获得和形成,一旦错过关键期,就不能获得或达不到最好水平。

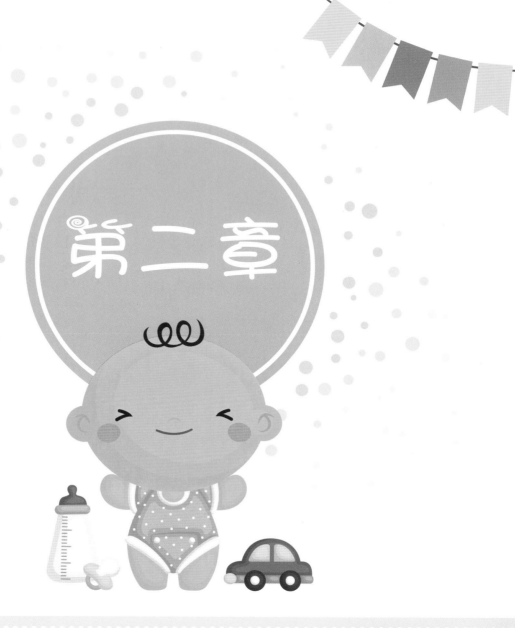

第二章

婴幼儿生活护理技术

居室环境要求

1. 要求清洁、安全
2. 保持室内温度及湿度
3. 房间向阳
4. 定时开窗通风

合理的衣着

1. 衣料选全棉织品为宜
2. 衣服式样便于穿脱
3. 及时更换尿布

婴儿沐浴法

1. 沐浴时检查全身
2. 沐浴时防止水进眼、进耳
3. 沐浴时防溺水、防烫伤

合理安排睡眠

1. 婴幼儿的睡眠时间
2. 睡眠前准备
3. 调整婴幼儿睡眠生物钟

各种护理技术

1. 体温是衡量身体状况的指标
2. 体温超过 39℃以上，须降温
3. 喂药前准备
4. 七步洗手法
5. 定期剪指甲
6. 建议使用无菌棉签
7. 玩具材质不同，消毒方法不同

日常常规护理

1. 进食后喝点温开水
2. 蘸凉开水从眼内侧向外擦
3. 切勿将棉签伸入鼻腔深部
4. 不可用尖锐物品掏挖耳朵
5. 婴儿油洗掉"脑门泥"
6. 脐部不必包裹
7. 轻柔清洗会阴部
8. 勤换尿片，勤洗尿布
9. 适度使用婴幼儿洗浴用品

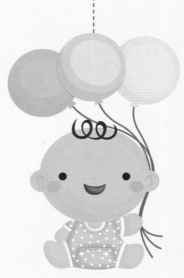

第一节　居室环境要求

居室是婴幼儿主要的生活场所，婴幼儿对外界环境的适应能力差，如果居住的环境不符合婴幼儿的需要，会影响其生长发育，甚至造成疾病。

一、卫生要求

平时要注意居室卫生，使用湿拖把擦地，防止尘土飞扬。禁止在室内吸烟。探视婴幼儿的人一次不要太多，以免造成空气污染。床单、衣物、被褥、枕头要经常拿到室外拍打或日晒，以减少病菌感染的机会。

二、物品摆放要求

物品摆放整洁有序，各个物品都有固定的位置，不凌乱。

三、安全要求

要注意居室的安全，防范意外事故的发生。房间不宜放容易破碎的物品，电器插座要罩上安全罩，防止婴幼儿把手伸进去而导致触电。有棱角的家具可贴上橡胶、泡沫等保护物，以防碰伤。门口及楼梯口处应设防护栏，让婴幼儿能够随意爬动而不至于坠落摔伤。

四、色彩要求

墙面色彩不宜强烈，以蓝色、浅绿色、玫瑰红，以及柠檬黄等一些柔和色调组成的色彩为宜。灯光应柔和，光线不可太强，不要使用霓虹灯，以免使婴幼儿眼睛过于疲劳，影响视觉发育。

五、温湿度要求

室内气温保持在 18℃—20℃ 为宜，夏季室内气温 25℃ 为宜。根据季节使用取暖、降温设备，但应注意室内通风。

室内湿度 50% 左右最合适，可在干燥的季节用湿布拖地，在暖气片上放干净湿布，以保持室内的湿度。

六、房间朝向

婴幼儿房间的朝向很有讲究，应保证每天有充足光照。阳光有杀灭细菌的作用，同时还可以提高室内温度。

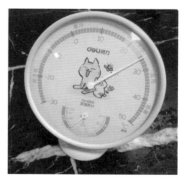

图 2-1　温度＋湿度计

七、通风换气

婴幼儿房间要求通气良好，且比较安静。据测定，在一个 10 平方米的房间里，如果门窗紧闭，有 3 个人在室内活动，3 个小时后，房间内二氧化碳含量增加 3 倍、细菌增加 2 倍、灰尘增加 9 倍,还发现其他不利婴幼儿健康的 20 余种物质含量也有所增加。婴幼儿抵抗力差,室内活动时间又长,如不通风换气,容易感染细菌和病毒。

开窗通风是提高室内清洁度最简单经济有效的方法。当室外气温在 8℃—10℃ 时,打开相当于房间面积 1/50 大小的窗户通风 30 分钟,可使室内空气中的细菌污染率降低 40%;外界温度在零下 3℃—9℃ 时,打开同样大的窗通风 10 分钟,室内污染率能降低 65%。

第二节 合理的衣着

给婴幼儿穿衣,需要考虑保护其身体不受外界环境变化的影响,冬季防寒保暖,夏季通风散热。由于婴幼儿期生长发育速度较快,不同阶段各有其不同的生理特点,因此购买或缝制衣服时,应根据婴幼儿生长发育特点,合理衣着,做到卫生、保暖、宽松、舒适、穿脱方便。

一、衣料的选择

婴幼儿皮肤细嫩,尤其是新生儿,衣料应选择柔软,吸湿性、透气性较强,以对皮肤无刺激作用的全棉织品为宜。不要选用化纤类制品,因化纤类衣料不透气,吸湿性差,不仅穿着不舒适,且对皮肤刺激性大,容易引起皮肤过敏、沤汗或发炎,尤其不宜做夏装或贴身内衣。

衣料的选择,除了质地外,还要注意颜色的选择。对 1 岁以内的小婴儿的贴身衣服,应以浅淡色为宜,如:白色、浅绿、浅黄、粉红、天蓝色等,这样易于发现脏污,便于清洗,便于观察婴幼儿情况。1 岁以后幼儿外衣可选择鲜艳的色彩,给人以明快的感觉,但要注意颜色协调,色调对比不要过强。

二、衣服的式样

衣服的式样应宽大、舒适、便于穿脱和手脚活动,适合季节的变化。便于穿脱是考虑婴幼儿衣服式样的一个重要原则。新生儿及小婴儿的衣服可制成斜襟衫,既保暖又不至于弄伤婴幼儿的皮肤,更主要的是穿脱方便。稍大婴儿的内衣可以是套头的棉毛衫,领口要大些,如:领肩部交叉套衫、罩衣用倒穿衣等。裤子不宜装背带。婴幼儿的衣袖可制成搭扣的或松紧的,便于卷袖洗手。冬季给婴幼儿准备一件棉背心,既防寒,又便于穿脱。棉斗篷也不错,可以外出时穿,方便又保暖。

婴幼儿 1 岁半左右,可以逐渐学习自己穿衣服了。衣服的式样还要注意便于婴幼儿学习穿脱,不要妨碍婴幼儿的活动和体态发育。婴儿学走路时,最好是赤脚。赤脚比较容易平衡,而且赤脚步行有利脚健康。婴幼儿准备行走时,需要穿鞋子,选择的鞋子一定要轻巧又舒适、保暖,最好穿布底布面鞋或帆布面胶底鞋。鞋后跟处可缝上小带子系在脚腕处或鞋面有撕拉搭扣,便于穿脱。鞋子大小适中,太小容易挤着脚趾,或压迫脚部血管,影响血液循环,冬天容易长冻疮;鞋子太大,妨碍婴幼儿活动。

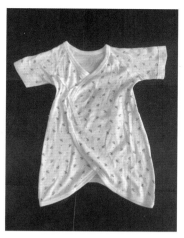

图 2-2　斜襟衫

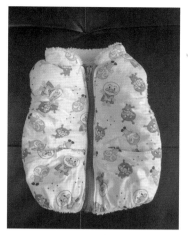

图 2-3　棉背心

第三节　婴儿沐浴法

人的一生都是在与外界的细菌、病毒等微生物的斗争中度过的。人体抵抗外来感染的第一道防线是皮肤和黏膜,它们像一道城墙挡住微生物的入侵。婴幼儿的皮肤和黏膜娇嫩、柔软,其本身的生理功能,如:排汗、排尿与流涎等,也会刺激他们的皮肤。若长时间不清洁,皮肤还会溃烂,细菌等微生物就会长驱直入。所以,要时刻保持婴幼儿皮肤清洁。

一、沐浴方法

沐浴不仅可以除去自身代谢产物(汗液、尿液和粪便),还可以减少病菌在皮肤上的繁殖量。每次沐浴还须检查全身皮肤、脐带,观察四肢活动和姿势,及早发现问题。沐浴时室温最好在 26℃—28℃。沐浴时水的温度以不烫手背为宜,应先放冷水,再加热水至合适水温,以免烫伤婴幼儿。沐浴的次数可根据天气和沐浴条件而定,一般每天一次,有时大便量多,弄脏了身体,应临时增加次数。

沐浴的顺序是先洗面部、头部和颈部,然后是上身和下身。具体方法如下:

① 脱、裹:脱下婴儿的衣服,换成大浴巾裹住。

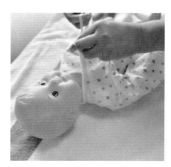

图 2-4　脱衣

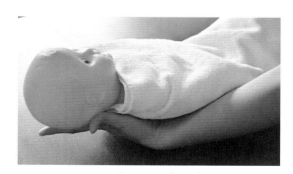

图 2-5　裹浴巾

② 洗面：用浸过凉开水的毛巾由内侧向外侧擦洗婴儿眼睛,然后洗面颊、鼻子、耳朵。切勿使用任何洁面品。

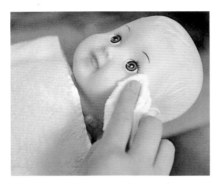

图 2-6　擦洗眼睛

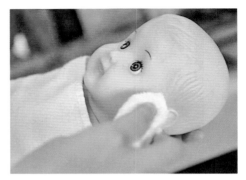

图 2-7　清洗面颊、耳、鼻

③ 洗头：用一只手臂支撑婴儿背部,手掌扶住头部,大拇指和无名指分别轻轻按住婴儿两耳朵。婴儿头部应向后仰,避免水流到脸部、耳朵或进入眼睛。另一只手轻揉婴儿头部几下后,用清水冲洗干净、擦干。

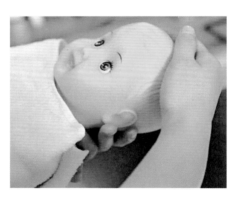

图 2-8　洗头

④ 洗胸、背：用手臂托着婴儿的头和背部,另一手托着臀部,慢慢放入水中。先用手托稳背部,清洗正面;然后用手托住婴儿下巴及胸部,清洗其背部。应特别留意清洁皮肤褶皱部位。

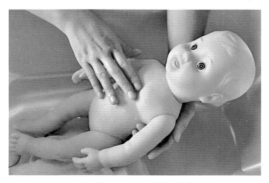

图 2-9　清洁胸部

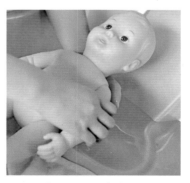

图 2-10　清洗褶皱处

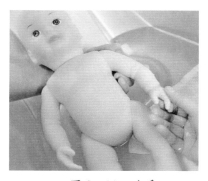

图 2-11 洗手

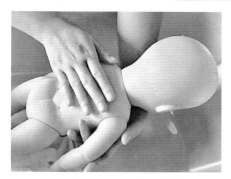

图 2-12 清洁背部

⑤ 出浴：洗完后，一只手托住头部，另一只手托住臀部，把婴儿抱出来。此时婴儿的身体很滑，要抱紧并用干浴巾裹住，轻按全身，吸干水分。尤其要注意揩干颈部、腋下及大腿根部的褶皱处。

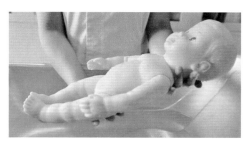

图 2-13 出浴

⑥ 穿衣：包上干净的尿布，穿上洁净的衣服。

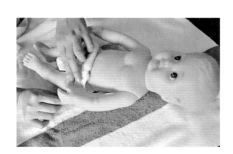

图 2-14 穿纸尿裤

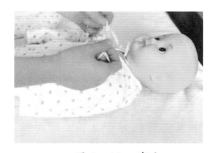

图 2-15 穿衣

二、沐浴注意事项

① 小心不要把水灌入耳朵、双眼和口腔。清洁鼻部或耳朵时，只需清洁看得见的地方，用湿的棉签擦去看得见的黏液或耳垢。因为清洁耳朵或鼻子里面，可能反而会把脏东西送入耳道或鼻腔更深处，造成婴幼儿不适。

② 脐带未脱落前，也可以沐浴，但要保持脐部干燥，若沾水要及时擦干。

③ 沐浴时间不宜太长，一般 2—3 分钟即可。

④ 不可用刺激性洗护用品，不能将婴儿专用洗护用品直接在婴幼儿皮肤上涂抹。应先将洗护用品在自己手上摩擦后，再用手擦洗婴幼儿皮肤。有湿疹的婴幼儿不能用洗护用品，而应

直接用清水洗。

⑤ 婴儿6个月前,要用冷开水(煮沸过的水已杀灭了水中细菌)清洗眼睛、耳朵、口腔和脸。

⑥ 不要分开女婴的阴唇去清洁里面,否则可能会妨碍可杀灭细菌的黏液自然流出。

⑦ 不要把男婴的包皮往上推以清洁里面,否则可能会撕伤阴茎或损伤包皮。

⑧ 为女婴清洗身体的尿布区域时,应由前往后洗,这样可预防来自肛门的细菌蔓延至阴道或泌尿道而引起感染。

三、沐浴时的安全问题

① 不要将婴幼儿单独留在浴缸里,哪怕是瞬间。婴幼儿很容易滑倒而溺水,即使水很浅也会发生危险。

② 即使婴幼儿坐得很稳,也要随时做好准备,在婴幼儿滑倒时能随时扶住。

③ 当婴幼儿在浴盆里时,决不要直接往盆里加热水。如果需要加水的话,先在小盆里把冷、热水调成合适的水温,再倒入浴盆。

④ 如果水龙头变热,可以用毛巾将其包裹缠好,以防婴幼儿碰到时烫伤。

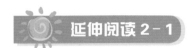

延伸阅读 2-1

盛夏婴儿洗澡不宜过勤

每天给婴儿洗澡非常有必要,可是不是每天洗澡次数越多越好呢?

婴幼儿之皮肤较成人稍薄,厚度仅是成人的十分之一,较易受外界刺激。婴幼儿皮脂腺尚未发育完全,故皮肤干燥,不似成人油腻,细菌往往由汗孔侵入,累及汗管、汗腺。因此婴儿皮肤需要十分温和的呵护。

专家提醒,婴儿洗澡过于频繁可能会导致湿疹和皮疹等皮肤问题。因为频繁洗澡会除去婴儿柔嫩皮肤外表的油脂,而这种油脂对防止感染和外部刺激起着很重要的作用,是任何其他油脂所不能替代的。如果洗澡过勤,将角质层伤害,其保护皮肤的作用就会失去,皮肤细胞内的水分更容易蒸发掉,皮肤就会干燥。

频繁洗澡就有可能频繁用浴液,皮肤表面上的皮脂就会大大减少,微酸性消失,有利于落在皮肤上的细菌长时间生长,伺机入侵。同时过多用热水洗澡,热水能溶解皮脂。所以,如果用热水加肥皂或者浴液频繁洗澡,或单纯用热水洗澡过于频繁,皮肤的皮脂丧失得多,抵抗细菌的能力就会减弱。

一般给婴儿洗澡的同时也会洗头。人的头皮拥有很多皮脂腺,皮脂腺不断地分泌油脂,在头发上形成一层皮脂膜。皮脂膜能抵挡外界微生物对头发的伤害,还能防止头发中的水分被蒸发掉。如果洗头过勤,头发上的皮脂膜便首当其冲地被洗去,而新的皮脂膜要在头皮上形成需要3天时间,天天洗头造成的后果是使头皮和头发失去了皮脂膜的保护,再好的头发也会变得干燥起来。

综上所述,洗澡次数不是越多越好。洗澡时水温宜控制在36℃左右,婴幼儿在水中的时间不要多于5分钟,并且少用浴液。炎热的夏季每天洗1—2次即可。

第四节 合理安排睡眠

睡眠对于婴幼儿极其重要，与其脑发育和体格生长息息相关。每个婴幼儿在睡眠问题上都有个体差异，养成有规律的睡眠习惯很重要。应做到定时作息，晚上不要玩得太晚，也不要玩得太兴奋，否则影响婴幼儿睡眠的质量。

一、不同年龄婴幼儿的睡眠次数和时间

新生儿睡眠时间每天达 20 小时以上，除了吃奶外，一般都在睡眠中度过，也有个别新生儿虽无任何异常，但睡眠较其他健康新生儿少。随着婴儿月龄的增长，睡眠时间逐渐缩短，1 岁之内白天睡 2—3 次，1—1.5 岁以后白天睡 1 次。婴幼儿到了 2 岁，由于对周围环境的兴趣增加，或因兴奋、贪玩，有时会影响睡眠，成人应正确引导，使其有充足的睡眠。

表 2-1　婴幼儿一般睡眠时间

初生	18—22 小时
6 个月内	16—18 小时
1 岁	14—16 小时
2 岁	12—14 小时
3 岁	10—12 小时

二、区分白天和夜晚

婴儿在母体内一片黑暗，没有白天与夜晚的概念。因此，需要从睡眠上帮助婴儿区分白天与夜晚。白天让婴儿睡在摇篮或婴儿车上，晚上让他睡在婴儿床上。白天婴儿哭闹，可以抱抱他，尽量利用他醒来的时间与他玩耍，让他明白现在是玩耍时间而不是睡眠时间。晚上保持房间安静，光线调暗。婴儿吃奶时，家长尽量保持安静，少说话。时间长了，婴儿慢慢就知道白天与夜晚的区别了。

三、良好的睡眠习惯

婴儿睡眠是生理的需要，当他的身体能量消耗到一定程度时，自然就会有睡意。因此，每当到了睡觉时间，只要把婴儿放在小床上，保持安静，他躺下去一会儿就会睡着。如果暂时没有睡着，可以让婴儿睁着眼睛躺在床上，不要逗他，保持室内安静，过不了多久，他就会自然入睡。

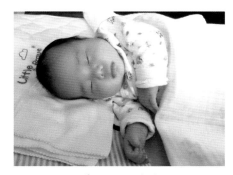

图 2-16　睡眠

（一）睡眠前要做的

1. 盥洗

睡前需要给婴幼儿洗手、洗脸、漱口。不会漱口的

婴儿可喝点白开水,保持口腔清洁。用温水洗脚、洗屁股,养成洗干净后就上床,上了床就睡觉的好习惯。

2. 排尽大小便

睡觉前应该让婴幼儿排尽大小便,充分放松入睡,同时可减少尿床的机会。婴幼儿睡前应少喝水,晚餐汤水不宜过多,以避免夜间小便次数过多,影响睡眠。一般6个月至1岁的婴儿一晚排尿3次,1岁至2岁幼儿一晚上排尿2次,3岁左右幼儿排尿1次。

3. 睡衣宽松

洗干净后,换宽松睡衣,使婴幼儿肌肉放松,睡得舒服。被子不可太厚,一般以婴幼儿手脚温暖为标准,如手脚和颈部出汗,说明被褥厚了。

4. 开窗睡眠

经常开着部分窗户睡觉,可使室内空气保持新鲜,但应避免穿堂风。冬季也要定时开窗换气,使室内空气流通。

5. 尽量让婴幼儿独睡小床

一般从六个月开始培养婴儿独睡,养成其独立能力,减少对父母的依赖。

(二)睡眠前避免做的

① 不要给婴幼儿喂食物。临睡前,人的大脑神经处于疲劳状态,胃肠的消化液分泌减少。睡前吃东西会增加胃肠道负担,刺激消化液分泌,使胃肠不停地蠕动。加上婴幼儿消化系统发育不够成熟,所以会感到腹胀,影响睡眠。

② 不拿玩具或其他东西给婴幼儿玩,以免玩得太兴奋,影响睡眠。

③ 睡时不拍、不摇、不讲故事、不唱催眠曲。培养婴幼儿自然入睡习惯,更不要用恐吓的方法强迫婴幼儿安静,如:大灰狼来了等,这种做法会强烈地刺激婴幼儿,使其无法入睡,或睡得不踏实、做恶梦。

④ 切忌抱着婴幼儿睡觉,因为抱着婴幼儿睡觉,会造成其脊柱弯曲。尤其是母亲搂着婴儿边睡边喂奶,容易使乳房堵住婴儿口鼻,引起婴儿窒息。

第五节　各种护理技术

一、体温测量

体温也称体核温度,是指身体内部胸腔、腹腔和中枢神经的温度。其特点是相对稳定且较皮肤温度高。皮肤温度也称体表温度,可受环境温度和衣着情况的影响而变化。体温是人体的一种客观反映,是衡量身体状况的指标之一。

正常人体体温保持相对恒定状态,但亦受年龄、外界温度的影响。尤其是新生儿,其体温调节功能发育不完善,容易受外界温度的影响而升降。婴幼儿生病时,体温可发生不同程度的变化。通过测量体温,可以反映病情好坏,有利于及时掌握婴幼儿身体状况,监测婴幼儿体温的变化。对于已经发热的婴幼儿,应不间断地测量体温,并且采取正确的健康管理干预和治疗措施。

（一）使用水银体温计注意要点

① 测量前要检查体温计有无破损，甩体温计时不能触及硬物，否则容易撞碎。

② 应在吃饭、喝水、运动出汗等情况后休息30分钟才能测体温。

③ 婴幼儿哭闹时，应设法使婴幼儿停止哭闹，在安静状态下测体温。

④ 测量前，检查体温计水银柱是否在35℃以下。

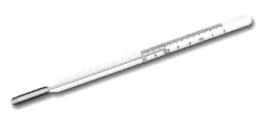

图 2-17　水银体温计

（二）水银体温计腋下测量法

① 腋下测量体温方法安全、简单、易行。测量体温时，先解开衣扣，抬起婴幼儿一只胳膊，擦干腋下。将体温计水银端放于婴幼儿腋窝深处，紧贴皮肤，使其屈臂过胸，夹紧体温计。测量者可以按住婴幼儿这一侧手臂，不让婴幼儿乱动。一般测五分钟后取出。婴幼儿正常腋下体温为36℃—37℃。

② 测体温应定时，便于观察体温升降规律，有助于对疾病的诊断。发烧患儿应每4小时测体温一次，一般采用上午8时、中午12时、下午4时、晚上8时、午夜12时、清晨4时的时间间隔。

③ 高烧婴幼儿应在降温处理后半小时、1小时、2小时各测量体温一次。

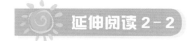
延伸阅读 2－2

电子体温计测量方法和正常值

（1）口测法：用医用棉棒沾酒精消毒体温体。测量前双唇紧闭约1分钟，使口腔温度平稳。打开电子体温计开关，放在舌下内侧根部。紧闭口唇，放置1分钟后拿出读数。正常值为35.7℃—37.3℃。

（2）腋测法：是测量体温常用的方法。擦干腋窝汗液，打开电子体温计开关，将体温计探头放于腋窝中央或顶部。手臂自然下垂，腋窝紧闭1分钟。正常值为35.2℃—36.7℃。

（3）肛测法：多用于小儿或昏迷病人。病儿仰卧，将体温计用凡士林或油类润滑后，慢慢地插入肛门，放置一分钟后读数。正常值为36.2℃—37.7℃。

（4）测量体温时间：

表 2-2　测量体温时间

部位	水银温度计	电子体温计
口腔	5分钟	1分钟
肛内	5分钟	1分钟
腋窝	10分钟	1分钟

（5）体温测量注意事项：

① 剧烈运动后不要立即测量体温，应休息 30—60 分钟。

② 进食后，喝热饮、冷饮及洗澡后不要立即测量体温，应休息 30 分钟。

③ 测量前先将腋窝汗水擦干。

④ 测量时间不宜过长或过短。

⑤ 当体温达到 37.3℃应充分休息，放松紧张情绪，10 分钟后再测量。

⑥ 体温超过 37.3℃，应当到医院就诊。

（6）发热分度标准：

表 2-3　发热分度标准

低　热	体温：37.3℃—38℃
中度热	体温：38.1℃—39℃
高　热	体温：39.1℃—41℃
超高热	体温：41.1℃及以上

（7）影响体温计准确度的因素：

① 昼夜节律：一天当中的体温，清晨 2—6 时最低，黎明开始上升，整个白天维持在较高水平上，下午 6 时达到一日的高峰。这种以昼夜（24 小时）为周期，往复出现高峰低谷的生理现象，称为"昼夜节律"。

② 性别：女子体温平均高于男子 0.3℃。除性别差异外，女子体温还有月经规律的特征，测定基础体温（早晨醒来，未起床测口温发现，月经前体温较高，月经来潮同时，体温约下降 0.2℃—0.3℃，到排卵时体温又降低 0.2℃，此后突然升高）。

③ 年龄：一般儿童的体温较高，新生儿和老年人体温较低。

④ 体力活动与情绪：体力活动可使产热量明显增高，导致体温上升。精神紧张、情绪激动或兴奋状态下体温升高。有的机体在某种紧张的情况下，体温可升高 2℃。

（8）体温异常：

① 体温过高：多见于中暑、流感、妇科炎症、外伤感染、细菌性痢疾、支气管肺炎、肺结核、脑炎、疟疾、甲状腺功能亢进等。

② 体温低于正常：多见于年老体弱、慢性消耗性疾病、重度营养不良、在低温环境中暴露过久、大出血、休克、甲状腺功能低下等。

二、物理降温法

如果婴幼儿体温超过 39℃以上，就应采取降温措施。有两种降温方法，一是药物降温方法，二是物理降温方法。物理降温方法在婴幼儿发热中较常用，尤其是 6 个月内发热婴儿。具体方法如下：

（一）头部冷敷法

① 冷敷前测量体温并做好记录。

② 将毛巾浸凉水后敷在婴幼儿前额部，每 5—10 分钟换一次。也可用冰袋灌进凉水，枕在脑后。如有冰块，可将冰砸成小块，放入冰袋做冰枕。也可以使用冰宝贴。

③ 30 分钟后测量体温并做好记录。

（二）温敷法

① 温敷前测量体温并做好记录。

② 用毛巾浸泡在低于患儿体温 2℃—3℃的温水中，然后拧去水分，将毛巾覆盖在患儿的胸腹部，温湿毛巾可以每 10—15 分钟调换一次。如应用后婴幼儿发抖，面色发灰，应立刻停止敷用。

③ 30 分钟后测量体温并做好记录。

（三）婴幼儿温水浴法

① 温水浴前测量体温并做好记录。

② 物品准备同正常婴幼儿洗浴，但应适量多准备一些备用热水。

③ 首先在洗浴盆内兑好洗浴的清水，温度同正常洗浴的温度，洗浴方法同正常洗浴方法。随着洗浴时间的增加，成人感觉水有些发凉时，将婴幼儿抱出，由另一人向洗浴盆内加热水，仍然以正常洗浴温度感觉为宜，如此反复进行 4 次或 5 次。洗浴后用浴巾包裹并擦净婴幼儿身体，穿好衣物。30 分钟后测量体温，并做好记录。

温水浴是个全身洗浴的过程，通过逐渐缓慢增加的温度，使得全身皮肤毛细血管扩张，血流加速，体表散热面积增大，从而达到降温效果。

三、喂药

新生儿在出生后一两天，就已具备分辨味道的能力了，喜欢吃甜的东西，而对苦、辣、涩等味道会表现出皱眉、吐舌，甚至哭闹而拒绝下咽，因此给婴儿喂药是令护理者头疼的事情。

喂药前的准备工作不要让婴幼儿看见，先给婴幼儿喂点甜水，趁机将备好的药喂下，不要把药倒在舌面上，以免婴幼儿尝到苦味把药喷出来。可将勺放入婴幼儿舌根部，使其自然咽下后再把勺抽出来。还可顺嘴角流入。

不太苦的药可以将药溶于少量的糖水里，用小勺或奶瓶喂。太苦的药应先喂糖水或奶，然后趁机将已溶于糖水的药喂入，再继续喂些糖水或奶。

如果婴儿一直又哭又闹，不肯吃药，可采取双人喂药法。一人用手将婴儿的头固定，另一人左手轻捏住婴儿的下巴，右手拿一小匙，沿着婴儿的嘴角流入，待其完全咽下后，固定的手才能放开。不要从嘴中间沿着舌头往里灌，因舌尖是味觉最敏感的地方，易使婴幼儿拒绝下咽，且婴儿哭闹时容易被呛；也不要捏着鼻子灌药，这样容易引起窒息。

对于已经懂事的婴幼儿应讲明道理，耐心说服，并采用表扬鼓励或其他奖励的方法，使婴幼儿自觉自愿地服药。

四、洗手

(一) 洗手七步法

表 2-4　洗手七步法

序号	口诀	步骤	图片
1	内	掌心对掌心揉搓	
2	外	手指交叉,掌心对手背揉搓	
3	夹	手指交叉,掌心对掌心揉搓	
4	弓	双手互握,揉搓手指	
5	大	拇指在掌中揉搓	
6	立	指尖在掌心中揉搓	
7	腕	必要时增加对手腕的清洗	

（二）洗手注意事项

① 使用洗手液或肥皂清洗。

② 洗完后双手下垂，用流动水进行充分清洗。

③ 每个步骤最少来回搓洗十次。

④ 使用快速消毒剂时也按照以上步骤进行。

（三）饭前便后要洗手

人的手时刻都在活动，尤其是婴幼儿，总喜欢这里摸摸，那里碰碰，手上必然沾上各种细菌。如果进食前不用洗手液或肥皂把手洗净，细菌就很容易随食物进入体内而使婴幼儿生病。所以，饭前一定要洗手。

大小便后也要用洗手液或肥皂洗手，因为很多病菌是通过粪便传播的，尤其是肠道传染病。如果便后不洗手，脏手又去拿玩具，把病菌带到玩具上，边玩边吃，就容易把病菌带入体内或把病菌传给别人。

五、更换尿布

在新生儿生命中最初几周都需要频繁地换尿布。因为新生儿膀胱小，经常尿湿尿布。因此，在喂奶后、醒来时及睡前最好都要换尿布。由于新生儿皮肤细嫩，不及时更换尿布容易患尿布皮炎。

在换干净尿布之前应先把所需物品准备好。用温水洗净臀部，和婴幼儿玩耍一下，让其臀部接触空气，保持臀部干爽。

六、剪指甲

指甲的作用是保护手指，使手指端皮肤不易磨破，所以，要注意保护婴幼儿的指甲。但是，保护指甲并不是要求留长指甲，过长的指甲在取拿物品、玩耍时容易劈裂。更主要的是指甲缝里容易藏细菌和寄生虫卵，而且不容易清洗干净。所以，要定期给婴幼儿剪指甲，最好每周剪一次。

三周内新生儿由于指甲未完全成形，且不会到处抓东西，可以不剪指甲。四周后婴儿手脚运动越来越频繁，手也能触到脸，长指甲可能会抓破脸，这时可轻轻地给婴儿剪指甲。但要注意要待婴儿睡熟后再剪，以免婴儿乱动而剪伤指头。还要注意不要剪得太秃。

七、棉签使用

（一）灭菌棉签

灭菌棉签是医疗卫生机构在进行医疗诊断、护理活动中常用的无菌医疗用品之一。幼教机构或者家庭也需要使用无菌棉签护理婴幼儿，比如脐部护理、皮肤护理或者伤口护理等。现有的一次性医用棉签包装规格有 20 支/包、25 支/包、26 支/包、30 支/包、50 支/包等。多数情况下灭菌棉签开包使用后，不可能一次性用完，会增加污染几率。因此选用棉签包装规格是有技巧的。

选用棉签的建议：

① 使用防止污染独立医用灭菌棉签包装袋：密封袋体有多个单元，单元袋四周密封，每个单元袋内装有一支无菌棉签，袋体的一端为齿状启封口。

②也可使用一次性的 5 根或 2 根装无菌棉签。

（二）棉签使用方法

用一支棉签蘸取消毒液或药膏或药液等，蘸取量为棉签头长的 2/3—3/4。保持棉签头向下,即刻进行以被护理皮肤点为中心的环形涂抹,涂抹直径覆盖被护理皮肤区域。

(三)棉签使用注意事项

① 棉签不可重复使用,如果一支不够用,可以使用多支装无菌棉签。如果没有用完也应丢弃,下次使用新的棉签。

② 注意在有效期内使用,过期不能再用。

八、玩具消毒

为婴幼儿选择玩具,首先应注意符合卫生安全要求。玩具应当无毒、容易洗涤。婴幼儿喜欢咬、摔、扔、敲、打玩具,因此宜选择稍大、不易破碎或零件不容易脱落的玩具,以免婴幼儿把细小玩具塞入嘴中,误吸而造成窒息。

不同材质玩具有不同的消毒方法:

① 耐热木制玩具可在开水中煮 10 分钟左右。

② 塑料和橡胶玩具可以用 75％酒精进行消毒,也可用肥皂水、消毒洗衣粉等稀释浸泡后,用清水冲洗干净,然后晾干或晒干。

③ 一些怕湿、怕烫的毛类玩具,可在烈日下暴晒 4—6 小时,借助太阳紫外线的照射,可将细菌杀灭。

④ 一些高档电动、电子玩具,可定期用酒精棉球擦拭婴幼儿经常需要抓握的部分。

第六节 婴幼儿的日常常规护理

一、口腔护理

新生儿刚出生时,口腔里常有一些分泌物,这是正常现象,一定不要去擦。要清洁口腔,可定时给新生儿喂些温开水。若婴幼儿已长出乳牙,可在婴幼儿早晨起床后及睡前用消毒纱布蘸凉开水,轻轻擦一擦孩子的牙齿。2 岁左右的婴幼儿应训练饭后漱口。同时,要有意让婴幼儿看到家长饭后漱口和早晚刷牙的动作,以便婴幼儿日后学习和模仿。3 岁左右的幼儿就可训练刷牙了。

二、眼部护理

分娩过程中婴儿通过产道时,眼睛易被细菌污染。有些新生儿眼部分泌物很多,所以出生后要注意眼部护理。一般用 0.25％氯霉素眼药水滴眼可起到预防作用,每日 2—3 次。婴幼儿眼睛如有分泌物,可用消毒棉花蘸凉开水,从眼内侧向外擦,这样才能减少污物进入鼻泪管。对出生即有脓性分泌物者,应进行淋球菌检测,如为阳性,应按淋病性结膜炎治疗。

三、鼻部护理

孩子的黏膜特别细嫩,稍有不慎就容易损伤,造成感染。因此为婴幼儿清洁时应特别小心。鼻腔的分泌物可用棉签轻轻擦掉,切勿将棉签深入鼻腔内部。如果有分泌物堵塞鼻孔影响呼吸,可用棉签或小毛巾角蘸水后湿润鼻腔内干痂,再轻轻按压鼻根部,然后用棉签取出。

四、耳部护理

耵聍即耳屎,是由外耳道内的耵聍腺产生的一种分泌物。一般人耵聍为浅黄色片状,附着在外耳道耳壁上。随着说话或咀嚼时面颊活动,耵聍常会松动,有时自行掉出。有的婴幼儿耵聍呈油膏状,不易脱落,当耵聍积多时呈环状,可用棉签蘸 75% 的酒精轻轻擦拭耳道,将耵聍带出。如果已结成硬块,不可自行掏挖,可请医师滴入耵聍转化剂,再用专门器械取出。切不可用尖锐物品,如:发夹、牙签为婴幼儿掏挖耵聍。少量耵聍可起保护听力作用。不要养成挖耳朵习惯,以防引起耳部感染。

五、囟门护理

有的新生儿出生后十几天,头上有黑的结痂,头发也结成一块,紧贴在婴儿的囟门处,俗称"脑门泥"。这是由于婴幼儿出生时全身都有一层灰白色的胎脂覆盖在皮肤上,出生不久,胎脂就被皮肤吸收,而头上的胎脂由于有头发挡住不能吸收,再加上出生后皮脂腺继续分泌皮脂,逐渐堆积成痂皮,就形成了"脑门泥"。

洗掉"脑门泥"的方法:

用婴儿油擦拭婴儿头皮,保留 24 小时,然后用头梳轻轻地梳头,最后用婴儿浴皂把硬壳样皮垢冲掉。这样重复 2—3 次后,便可将"脑门泥"洗掉。千万不能用手挖硬痂皮。若无婴儿油,也可将日常用的花生油装在小瓶内,放在锅里蒸 10—15 分钟,放凉后滴几滴到孩子头皮上,按上述方法为婴儿去除"脑门泥"。

六、脐部护理

新生儿出生后,脐带被剪断,几小时后脐带的残端变成棕色,逐渐干枯、发黑,3—7 天时从脐根部自然脱落。脐带脱落后,根部往往有些潮湿,这是正常现象。可以用消毒棉签蘸 75% 的酒精将脐根部擦净,很快就会恢复正常。

在脐带未脱落以前,每天要注意观察脐部有无渗血、渗液。每天可用消毒棉签蘸 75% 的酒精擦拭脐带根部,并轻轻擦去分泌物,每天 1—2 次即可。不必包裹纱布,更不要用厚塑料布盖上,再用胶布粘上,这样很容易滋生细菌,酿成脐炎乃至脐肉芽肿。一旦脐部有脓性分泌物、臭味或脐带表面发红甚至发热时,很有可能已发生脐炎,应及时去医院处理。

若脐带脱落以后,脐部总是不干燥,仔细观察呈粉红色,有绿豆大小的新生物,犹如葡萄串,表面常有渗液,甚至有脓液,这就是脐肉芽肿。这是由于脐断端长期不干燥受到异物刺激或细菌感染的结果。如遇到这种情况,应当尽快请医生诊治。

七、会阴部护理

(一)女婴生殖器官的护理

正常女婴的阴道也有少量的渗出物,颜色透明,没有气味。如果婴儿的白带发生异常,颜色发黄或发白,像脓液,有异味,量多,则有可能感染了炎症。如果白带增多呈乳凝状,阴部发痒,发红,有异味,还出现尿急、尿频、尿痛的症状,就有可能感染上了滴虫、霉菌或淋病。

护理措施：

① 女婴不要穿开裆裤，可减少感染机会。

② 女婴洗会阴用的盆、毛巾，应单独专用，不能与成人合用。

③ 床单要单用，并经常洗晒。

④ 带婴幼儿出去旅游，应用自己备的毛巾，不要随便进行盆浴。

⑤ 洗澡时，用性质温和、婴儿专用的沐浴液。从前往后洗尿道口、阴道口、肛门。每次小便、大便后用温水洗净就行，不要次次用沐浴液，以免刺激婴儿柔嫩的皮肤。

（二）男婴生殖器官的护理

对于男婴来说，最难清理的应该是生殖器了。刚出生的男婴包皮还紧附在龟头上，这时候清理比较简单，只要把露在外面的部分轻轻洗干净即可。大部分的男婴在两岁之前，包皮和龟头不会完全分开，这时特地翻开包皮清洗，如果动作太大或婴幼儿乱动都容易受伤。待婴幼儿再大一些，包皮与龟头完全分开之后，看护者再协助婴幼儿翻开包皮清洗，而且偶尔洗一次就行。清洗男婴的生殖器和睾丸时，动作一定要轻柔，皱褶处应好好清洗。

平时小便后用婴幼儿专用湿纸巾擦干净，洗澡的时候可以用干净的棉花擦拭大腿根部、外阴部的皮肤皱褶。对于男婴睾丸的清洗更是要轻柔仔细，包括阴茎下方、睾丸与皮肤贴合之处都要清洗干净。

八、臀部护理

每次大小便后用温水清洗会阴部及臀部，并且擦干，保持局部皮肤清洁干燥。婴儿应勤换尿片，选用干爽型纸尿布，或选用旧软布做尿布，外面不用塑料布。自制尿布应勤洗，用开水煮沸后再晾干备用或在太阳下暴晒6小时。

九、皮肤护理

不要给婴幼儿穿太多，被褥也应厚薄适中，即使在寒冷的冬天也不要包裹太严实。如果婴幼儿出汗较多，应及时用柔软的干毛巾擦拭。尽量使用无刺激的婴幼儿沐浴露和婴儿香皂。婴幼儿需要每天洗澡，但是沐浴露和香皂绝不是每天每次都需要用的，最好隔天或隔3天使用一次。婴幼儿泪腺发育还不成熟，不能分泌足够的泪水保护眼睛，因此，其眼睛很容易受到外界刺激物的伤害，故应该选用专为婴幼儿设计的洗发精或沐浴露。

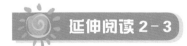

延伸阅读 2-3

婴幼儿护肤品使用常识

（1）成人的护肤品通常会添加一些功能性成分，譬如美白、防晒、抗衰老等，这些成分会对婴幼儿娇嫩的皮肤产生较大的刺激，切不可替代婴幼儿用品使用。婴幼儿的皮肤完全不需要美白、抗衰老，只要做到滋润、保湿就可以了。

（2）选择婴幼儿护肤品要注意地区差别。在南方一些地区，气候本身就很湿润，甚至可以不用护肤品；而在北方，气候干燥，风沙大，则要注意婴幼儿皮肤的保湿护理。

（3）婴幼儿护肤品有润肤露、润肤霜和润肤油三种类型。润肤露含有天然滋润成分，能有效滋润婴幼儿皮肤；润肤霜含保湿因子，是秋冬季节婴幼儿最常使用的护肤品；润肤油含有天然矿物油，能够预防干裂，滋润皮肤的效果更强。

（4）婴幼儿使用护肤品的原则：不含香料、酒精，无刺激，能保持皮肤水油平衡；不宜经常更换婴幼儿的护肤品，以免皮肤过敏，产生不适症状。

（5）不用碱性洗护用品清洗婴幼儿的皮肤。那些含皂质、酒精和刺激性成分的洗护用品对婴幼儿皮肤保护膜的破坏性很大，应选择 pH 值中性或婴幼儿专用的洗护用品。

（6）和婴幼儿经常接触的成人，最好与婴幼儿使用同样的护肤品。

以上这些保护性措施需坚持多久，应根据具体情况决定。过了婴儿期，即 1 岁左右，可酌情放宽。但婴幼儿皮肤毕竟还娇嫩，仍需接受比成人更多更细的保护。

由于婴幼儿皮肤容易吸收外物的特性，对于同样量的洗护用品中的化学物质，婴幼儿皮肤的吸收量要比成人多，同时，对过敏物质或毒性物质的反应也强烈得多，使用各种洗护用品时千万注意每次使用的剂量。婴幼儿的皮肤仅有成人皮肤十分之一的厚度；表皮是单层细胞，而成人是多层细胞；真皮中的胶原纤维少，缺乏弹性，不仅易被外物渗透，而且容易因摩擦导致皮肤受损。因此，为了避免皮肤伤害，要仔细选择和皮肤经常接触的日用品。选用纯棉、柔软、易吸水的贴身衣物和尿布；衣物和尿布用弱碱性肥皂清洗。

因婴幼儿皮肤黑色素生成很少，因而色素层比较薄，很容易被阳光中的紫外线灼伤。阳光有利于婴幼儿的健康，可以预防佝偻病，但过分强烈的紫外线会损伤婴幼儿肌肤中的天然组织。因此，婴幼儿不能过度暴露在阳光下。婴幼儿外出时，需要涂抹婴幼儿专用的防晒霜。

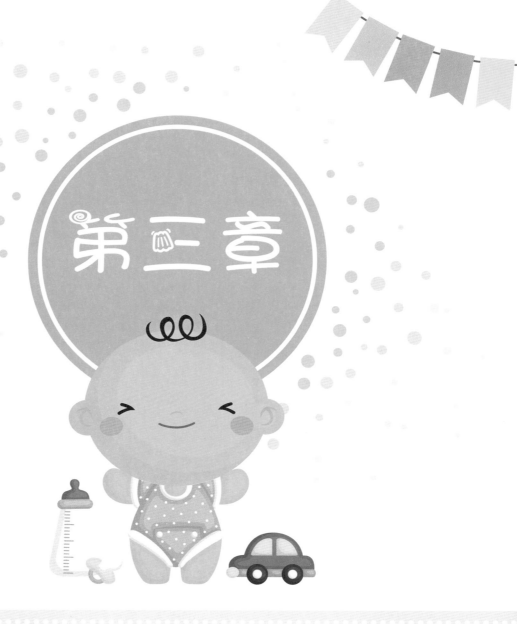

第三章

学习目标

1. 婴幼儿体重、身高、头围、胸围测量方法及其意义。
2. 婴幼儿体格锻炼意义、方法及注意事项。
3. 培养婴幼儿养成良好的卫生习惯和独立动手能力的方法。
4. 婴幼儿预防免疫接种程序及正常反应。

婴幼儿保健

婴幼儿生长发育测量方法

1. 体重测量方法
2. 身长概念
3. 测量头围的意义
4. 胸围取平静呼、吸气时的中间读数

培养生活自理能力

1. 培养婴幼儿良好习惯
2. 锻炼婴幼儿动手能力
3. 增强婴幼儿的自信心和克服困难的勇气

体格锻炼

1. 体格锻炼的好处
2. "三浴"：
   空气浴最好自夏天开始
   日光浴时间应由短到长
   水浴分擦、冲、淋三种

计划免疫

1. 四苗防六病
2. 预防接种的反应一般都不需治疗
3. 哪些婴幼儿暂时不宜预防接种

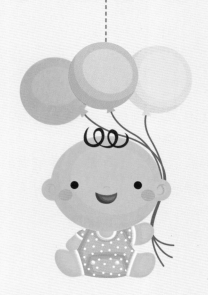

第一节　婴幼儿生长发育测量方法

一、体重的增长公式及测量方法

（一）1 岁以内小儿体重推算公式

1—6 个月：体重(kg) ＝ 出生体重(kg) ＋ 月龄×0.7。

7—12 个月：体重(kg) ＝ 出生体重(kg) ＋ 6×0.7＋(月龄－6)×0.4。

2 岁时体重相当于出生体重的 4 倍。

（二）2 岁到 12 岁推算公式

体重(kg) ＝ (年龄－2)×2＋12(kg) ＝ 年龄×2＋8(kg)。

（三）测量方法

婴幼儿应在清晨空腹时按固定时间(排大小便后)，用固定杠杆秤或电子秤，减去尿片及衣物后测量重量。

二、身高的增长公式及测量方法

身高是指从头顶到足低的垂直距离，它可反映全身的生长水平和速度。由于 3 岁以下小儿站立不稳难以准确测量，所以采取仰卧位测量。

（一）新生儿身长

新生儿出生时身长约 50 厘米。在生后前半年增长最快，前 3 个月每月平均增长 3.5 厘米，3—6 个月每月平均增长 2.0 厘米，6—12 月每月平均增长 1.5—1.0 厘米。一般到 1 岁时共增长 25 厘米。

（二）2—12 岁婴幼儿身长

这个阶段婴幼儿身长可按如下公式推算：

身长(cm) ＝ 年龄×7＋75(cm)

（三）测量方法

测量身长时，3 岁以下婴幼儿用量板测身长。脱帽、鞋、袜及外衣，仰卧于量板中线上，头顶接触头板。测量者一手按直婴幼儿膝部，使其两下肢伸直紧贴量床，一手移动足板紧贴婴幼儿足底，并与底板相互垂直，记录读刻度至 0.1 厘米。

三、头围增长规律及测量方法

头颅的大小是以头围来衡量的，头围的增长与脑的发育有关。年龄愈小，头围增长速度愈快。正常新生儿出生时头围约 34 厘米左右，第 1 个月增长最快，平均增长 2.8 厘米；第 2 个月增长 1.9 厘米；第 3 个月增长 1.4 厘米，以后逐渐减慢；4—6 个月共增长 3.0 厘米；7—9 个月共增长 2.0 厘米；10—12 个月共增长 1.5 厘米。生后第 1 年全年约增长 13 厘米，第 2 年约增长 2 厘米，第 3 年约增长 1 厘米，可见婴儿期是脑发育最快的一年。

婴幼儿期定期测量头围，可以及时发现头围过大或过小的异常现象。如果头围过大，要注意有无脑积水、佝偻病等疾病；头围过小常常伴有智能发育迟缓。

头围测量的方法：

用一条不易热胀冷缩、有毫米刻度的软尺。测量者将软尺0点固定于头部一侧眉弓上缘，将软尺紧贴头皮绕枕骨结节最高点及另一侧眉弓上缘回至0点，记录读数至0.1厘米。

四、胸围增长规律及测量方法

沿乳头下缘绕胸一周的长度为胸围。婴儿出生时胸围平均为32厘米（较头围小1—2厘米）。1岁时胸围与头围大致相等，1岁以后胸围超过头围，其差数（cm）约等于其岁数减1。胸围反映胸廓、胸背肌肉、皮下脂肪及肺的发育程度。

测量方法：

婴幼儿取平卧位，两臂自然平放。测量者将软尺0点固定于婴幼儿一侧乳头下缘，将软尺紧贴皮肤，经两侧肩胛骨下缘回至0点。取平静呼、吸气时的中间读数，记录读数至0.1厘米。

第二节　体格锻炼

一、体格锻炼的重要性

体格锻炼是保证身体健康的重要措施之一，在锻炼过程中，自然界的各种因素作用于人体，如：日光、水、空气等。人体不仅能提高对外界环境的适应能力，还能从大自然中吸取许多营养素，从而使人体的各种机能得到改善。

（一）提高循环系统功能，促进血液循环

婴幼儿不论是进行翻身、爬行、站、跑、跳或其他运动，肌肉都需要进行有规律的收缩和放松，体内所需营养增多，排除的代谢产物也增加，迫使心脏进一步有力收缩，于是心跳增强，心搏有力。长期锻炼能使心功能加强，从而促进血液循环。

（二）提高呼吸系统功能

婴幼儿锻炼时的各种动作使肌肉活动增加，消耗大量的氧气，排出更多的二氧化碳，肺的通气量有所增加，肺泡进一步扩张，平时活动少的肺尖也能得到换气，从而提高了呼吸系统功能。

（三）增强食欲，提高消化系统功能

婴幼儿锻炼时体内代谢加强，消耗增多，因此促使消化系统活动加强，食欲增加，摄取更多的营养物质，以补充体内的消耗。同时，消化腺的分泌增加，胃肠蠕动加快，肠道的吸收功能因此而提高。

（四）促进神经系统发育

婴幼儿各项体育锻炼都是在神经系统的统一控制和调节下进行的，所以在体格锻炼的同时，神经系统本身也在锻炼。

（五）改善体温调节能力

婴幼儿时期体温调节能力尚不成熟，对冷热的耐受能力较差。坚持用冷和热刺激能使皮肤和呼吸道黏膜不断受到锻炼，大脑对冷和热的刺激形成条件反射，从而改善体温调节能力，

增强对外界环境的适应能力以及对抗疾病的能力。

二、"三浴"锻炼方法

婴幼儿体格锻炼一般采用"三浴"锻炼方法。

"三浴"是指空气浴、日光浴和水浴,就是利用自然界的空气、日光和水对婴幼儿进行体格锻炼。

新鲜的空气含氧量很高,能促进机体的新陈代谢;冷空气对皮肤血管有舒缩作用,从而提高机体对寒冷的适应能力。日光中有两种对人类有利的光线,一种是红外线,可增进血液循环,加强新陈代谢,促进婴幼儿的生长发育。另一种是紫外线,可促进机体对钙、磷的吸收,预防佝偻病的发生。适量的紫外线可增强全身功能活动,刺激骨髓造血功能,提高皮肤的防御能力。多接触水,利用水的温度和水的机械作用,给人以刺激,能使全身体温调节机能反应加强,促进血液循环,增强身体对外界冷热气温变化的适应能力,从而达到锻炼的目的。

(一)空气浴

空气浴最好自夏天开始,逐渐进入秋季、冬季。先自室内开始,第一天先脱去鞋、袜,露出小腿。第二天脱去长裤,只穿内裤。第三、四天逐渐脱去上衣,直到上衣全部脱去,仅穿内裤。全过程约 7—10 天,适应后由室内的空气浴转到室外空气浴。室外空气浴的步骤与室内空气浴相同。开始时每次几分钟,逐渐延长到 10—15 分钟、20—30 分钟,最长可达 2—3 小时。婴幼儿在气温降到 14℃、较大儿童在气温降至 12℃时不宜行空气浴。冬季应停止进行室外空气浴,改在室内,利用开窗来掌握室温。

对 1 岁以后的婴儿可以进行户外睡眠锻炼,这也是进行空气浴的一个好办法。但户外睡眠要注意避免婴儿受凉或过晒。

对新生儿可以通过开窗睡眠达到锻炼目的。在新生儿睡着后打开窗户,使其呼吸更多的新鲜空气,同时可接受冷空气的刺激,增强机体的抗病能力。开窗的时间与面积要逐步延长与增大,但要避免穿堂风,并在新生儿起床前 20 分钟左右关上窗户恢复室温。

空气浴时要注意下列几点:

① 遇大风、大雨可改在室内进行,也不能在阳光下暴晒。

② 应与各种活动,如:游戏、翻身、爬行、走路、体操等结合起来。

③ 要观察婴幼儿的反应,如发现皮肤发紫、面色苍白、发冷等,应停止空气浴。

(二)日光浴

在夏季,过了新生儿期的婴幼儿可以到户外活动。开始时要选择室内外温差较小、阳光充足的天气,时间由 5 分钟开始,逐渐延长。大一些的婴幼儿可多到户外玩耍,如在院子里、小绿地或附近的公园里看看花,看看树,练习走步,做游戏等。1 岁以上的幼儿可进行日光浴。在进行日光浴之前应先进行一段时间的空气浴。婴幼儿仅穿内裤,头戴宽边帽子,以保护头部及眼睛。日光浴的时间,夏季可安排在上午 8—9 时,冬季可在上午 10—12 时。日光浴不宜在空腹或饭后 1 小时内进行。可进行日光浴的气温最高为 30℃,最低为 24℃。

日光照射时间应由短到长。让婴儿睡在小床上,先仰卧,后俯卧。第一次行仰卧 1 分钟,然后俯卧 1 分钟,以后每隔两天增加仰、俯卧照射时间各 1 分钟。最后可延长到 10—15 分钟。日光浴后,最好做擦澡或淋浴。

日光浴 6 天后,中间停 1 天;4 周为一疗程,休息 10 天后开始第二疗程。日光浴时需要注意几点:

① 日光浴场所应避风、清洁。

② 婴幼儿应按"口令"翻身。

③ 注意观察婴幼儿的反应,如发现满头大汗、面色发红等,应立即停止。

④ 日光浴后应及时补充水分。

⑤ 日光浴后应注意皮肤有无灼伤、脱皮、精神不振等现象,若有,应停止锻炼。

（三）水浴

1. 冷水擦浴

冷水擦浴适用于6—7月以上不宜进行冲、淋浴的体弱婴儿。室温应在20℃以上,夏季可在室外进行。开始时水温为35℃左右,以后每隔2—3天降低水温1℃,直至20℃左右,以后不再下降,维持此水温。

冷水擦浴的顺序依次为:四肢、胸部、腹部及背部。擦四肢时应由手部向肩部,由足部向腹股沟处进行,整个过程约5—6分钟。擦浴完毕用干毛巾擦干,然后休息10分钟。

2. 冷水冲淋浴

此方法适合于2岁以上的幼儿。进行冷水冲淋浴时室温应在20℃以上,水温从30℃—36℃开始,以后每隔2—3天降低1℃。水温降至26℃—28℃后不再下降。冲淋浴的喷壶距离身体40 cm—50 cm。最初冷水只冲躯干,先冲淋身体左侧,然后右侧;再冲前部,最后冲背部。冲洗完毕后,立即用干净毛巾擦干,穿上衣服。

冷水冲淋浴、擦浴时应注意下列几点:

① 动作要快,擦干皮肤后立即穿衣。注意婴幼儿的反应,如有发抖、口唇发青立即停止锻炼。

② 动作要温柔,不要用力而使皮肤受伤。

③ 如果短期中断,再开始时水温应比原来升高1℃—2℃。如果中断时间长,则水温应从头开始调节。

3. 冷水浴

利用大自然的水场,如:江、河、湖或游泳池进行体格锻炼,此方法需要一定的条件,尤其应注意安全。

除"三浴"锻炼外,还可以引导孩子做些简便易行的体操,来进行体格锻炼。

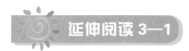

延伸阅读 3—1

灵性启蒙——音乐浴

人们知道婴幼儿必须进行三浴——日光浴、水浴和空气浴,这对婴幼儿的健康成长至关重要。但新的教育理念提出"四浴",即增加一个音乐浴,这是大脑极好的精神营养品。

音乐能调节大脑功能,提高思维的效率和想象力;音乐是增强和恢复记忆力的助手;音乐还可陶冶心灵,培养高尚情操,给人以鼓舞和力量。

婴幼儿几乎在出生后的第二天就有了听的能力,这说明婴儿的听觉官能早于视觉官能。重要的是,人的官能一旦开始作用,就自动有其希求满足与发达该官能的本能。此时,婴儿所获得的往往会成为一种强有力的、先入为主的、先入为优的东西,并因此而影响他的一生。

在日常生活中,唤醒婴幼儿,可以选用较为轻快、活泼的音乐。播放时,音乐声从小慢慢放大。待婴幼儿醒来后,音乐可继续一段时间再停止播放。给婴儿哺乳时,可辅之以悠扬的音乐,这样能激起婴幼儿的食欲。引导婴幼儿入睡,可选用徐缓的《摇篮曲》,音量要逐渐放小,待婴幼儿入睡后,再隐隐消失。上述音乐的选用和编排,应当相对固定,以便让婴幼儿形成有规律的条件反射。倘若婴幼儿在无病痛时啼哭,不妨试着用音乐安慰他,按音乐的旋律和节律摇晃(不要摇晃脑袋)。

三、婴幼儿按摩

婴幼儿按摩是按摩者的双手以特定的技巧,即运用推、按、揉、摩等手法对婴幼儿体表部位进行的操作,可刺激机体表面的感受器,以调节大脑皮层被某些疾病作用所产生的失衡状态,恢复其正常的兴奋与抑制过程,从而使经络疏通,气血流畅,改善新陈代谢,调整各脏腑的生理功能,达到预防和治愈疾病的目的。它们最适用施于婴幼儿,年龄越小越易奏效。

(一)环境要求

房间清洁、整齐,每日定时通风。室温夏季 26℃—27℃,冬季 30℃左右(冬季应备空调或暖风机),并播放音乐。

(二)按摩者和婴幼儿要求

① 操作前按摩者修剪指甲、洗手、温暖双手。
② 婴幼儿喝奶后 1 小时进行按摩,睡眠或清醒状态均可。
③ 操作前应给婴幼儿清洗会阴部、换好尿片,备干净衣服、小毛巾、尿片及润肤油。

(三)按摩方法

按摩一般是按照从上而下、自前而后的顺序进行操作,即先头面、胸腹,次上肢和下肢正面,最后腰背及下肢后面。亦可根据婴幼儿具体情况而定,以灵活掌握为要。为婴幼儿按摩除持久有力、稳妥柔和、轻快均匀外,还应根据婴幼儿脏腑娇嫩、肌肤柔嫩的特点,尽量使手法轻而不浮、柔中有刚、快而不乱、实而不滞。具体方法如下:

1. 头面部

两拇指从额部中央向两侧推。

两拇指从下颌部中央向两侧脸颊滑动,让上下唇形成微笑状。

两手从前额发际抚向脑后,最后两中指分别停在耳后,像洗头时用洗发香波一样。

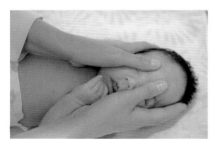 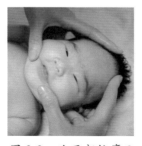 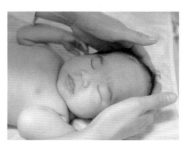

图 3-1　头面部按摩 1　　　　图 3-2　头面部按摩 2　　　　图 3-3　头面部按摩 3

2. 胸部

从肋骨两侧向对侧肩部滑动（避开乳头），两手交替进行。

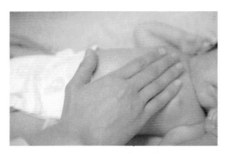

图 3-4　胸部按摩

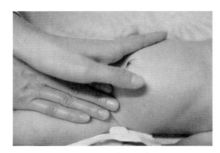

图 3-5　腹部按摩

3. 腹部

两手依次以脐部为中心，呈顺时针方向划半圆按摩。

右手在婴儿左腹由上向下画一个英文字母"I"，由左至右画一个倒的"L"（LOVE），由左向右画一个倒写的"U"（YOU）。做这个动作时，用关爱的语调向婴儿说"我爱你"（ILOVEYOU）。

4. 四肢

两手抓住婴儿一只胳膊，交替从上臂至手腕轻轻挤捏，如挤牛奶一般。

两拇指指腹从婴儿掌心向手指方向推进，并逐个按摩手指各关节。

下肢按摩手法与上肢相同。

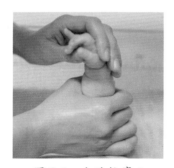

图 3-6　上肢按摩 1

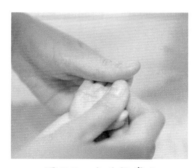

图 3-7　上肢按摩 2

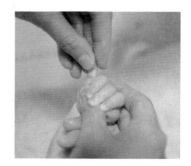

图 3-8　上肢按摩 3

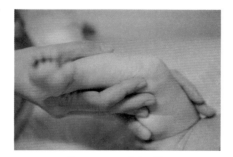

图 3-9　下肢按摩 1

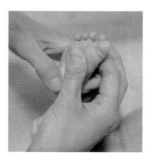

图 3-10　下肢按摩 2

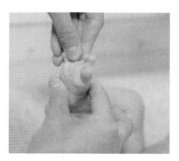

图 3-11　下肢按摩 3

5. 背

用拇指指腹自上而下按摩脊椎。两手交替，从肩部自然下滑到臀部。以脊柱为中线自两边按摩。

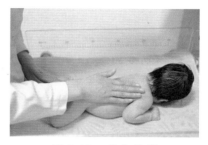

图 3-12　背部按摩

（四）按摩的重要性

① 按摩能起到保健作用。

② 按摩能预防感觉统合失调。

③ 按摩能促进婴儿神经行为的发育，促进智力发展，预防和减轻伤残的发生。

④ 按摩能促进早产儿生长发育，促进胃肠功能的成熟，使婴儿尽快由胃肠道外营养过渡到全胃肠道喂养，有利于热量摄取，促进体重增长。

（五）按摩注意事项

① 按摩的环境要安静清洁，温度适宜，空气流通。

② 按摩者操作时的态度要慈祥和蔼，并努力做到手法细致灵活而准确。

③ 无论采用俯卧位或仰卧位，都要让婴幼儿处于舒适的位置。躺的地方一定要用柔软的被褥之类垫好。

④ 条件允许时，可裸露婴儿全身。条件不允许时，只需露出进行按摩的部位，其余部位应遮盖保温。按摩时应注意避风，以免遭外邪侵袭而引起疾病。

⑤ 按摩者应洗净双手后，在手掌倒适量婴儿润肤油（夏季可用爽身粉）。轻轻摩擦以温暖双手，然后再进行操作，以减轻摩擦，避免损伤婴儿皮肤。

⑥ 按摩手法要轻重适宜，用力均匀，速度以每分钟 30—40 次左右为宜。对新生儿每次按摩 10 分钟，稍大婴儿 20 分钟左右。

⑦ 婴幼儿进食后不宜推腹部，推后半小时也不宜进食。按摩结束后，应尽量让婴幼儿充分休息。

 延伸阅读 3—3

训练婴儿翻身的方法

翻身有助于婴儿肌肉关节和左右脑及统合能力的发展。在婴儿期，婴儿头部各种位置的变化能使前庭信息输入充分，脑的统合功能加强，婴儿就更有可能获得良好的平衡及其他功能。

1. 婴儿翻身的大致时间段

4—5 个月的婴儿开始能够控制自己的动作，随着对肌肉控制能力的加强和对自己身体的进一步了解，这时的婴儿能够有目的地行动了。同时婴儿的上半身已经很强壮，头部控制能力也基本发育完全，婴儿可能已经能够从俯卧姿势翻身到仰卧姿势，并开始通过翻滚来移动自己的身体。5—6 月时，婴儿的身体发育有了新的进步，在婴儿躺着的时候，他对四肢的控制能力增强，可以轻易地从俯卧姿势翻身到仰卧姿势。6 个月的婴儿可从仰卧翻到俯卧，并还能翻回仰卧。

2. 婴儿准备翻身的信号

日常生活中,当婴儿能成功地去抓拿他想要的东西,两只手能一起动,也能更好地选择游戏的地方;婴儿能稳稳地抬起头,把他从床上拉起来时,他的头也能同身体保持在同一直线上,而不再向后仰;婴儿有踢腿的动作,俯卧时能支起上身、抬头、抬胸。这些现象表示婴儿已经为翻身做好了准备。

3. 帮助婴儿翻身的方法

(1)在婴儿准备学习翻身时,试着和婴儿在地板上做游戏,给婴儿机会展示他的本领。把玩具放在他够得到的范围内,如果他伸手表示想拿什么东西的时候,帮助他拿到,这样会增强他的自信心。训练时,婴儿在仰卧位,训练者扶持婴儿双腿或者双臂由仰卧翻到侧卧,用语言、玩具引导婴儿翻成俯卧,左右交替;翻成俯卧后引导婴儿用肘支撑并用头部控制。每日训练2—3次,左右翻身各1—2次。

(2)在婴儿翻身不灵活时,可以用婴儿喜欢的一些玩具放到其头侧,引诱其俯卧;再把玩具放在上方,使婴儿从俯卧翻到仰卧;最后把玩具放到离得远一些的地方,扶着婴儿的肩膀和臀部轻轻推动,让婴儿翻到俯卧再翻成仰卧,连续翻几个身后滚到玩具所在处拿到玩具。

(3)进一步训练婴儿连续翻滚时,如婴儿头抬得不够,训练者可用手扶起头,使婴儿在连续翻身时可以朝一个方向翻滚。注意要将障碍物拿开,以防婴儿撞到物体。同时要有足够的场地供应婴儿翻滚,最好在地板上铺上毯子,把其他家具移开。一般不要选择在床上练习翻身,以防婴儿翻落到床下。左右侧轮流翻身,每日训练数次。

婴儿6个月时,如果用语言和玩具无法引导其翻身,可能是婴儿发育早期各种感觉信息输入不足引起的,需要到儿童康复中心进行前庭功能训练。可采用悬吊在被单内左右侧翻、荡悠,举高高,转椅,充气大球训练等。充气大球协助的各种运动,可输入包括头下位等各种体位及运动的前庭信息,同时也是输入触觉、本体觉、视觉、听觉等信息,提高婴儿前庭功能、感觉统合功能和运动功能的理想方法。

第三节　培养生活自理能力

通过培养婴幼儿的生活自理能力,可以培养其注意力、观察力、记忆力和独立能力,增强婴幼儿的自信心和克服困难的勇气,对智力的提高也有帮助。

一、培养婴幼儿卫生习惯

(一)训练婴幼儿大小便习惯

训练婴幼儿大小便最好在婴幼儿能够控制自己的臀部和膀胱的肌肉时进行,一般在1岁半开始。研究表明,很多在1岁半之前开始训练的婴幼儿,直到4岁的时候才能彻底完成训练,而在 2 岁左右开始大小便训练的婴幼儿则在 3 岁前就能彻底完成训练。

1. 训练大小便的合适时机

① 婴幼儿在没有成人的帮助下,开始自己脱裤子。

② 婴幼儿能自己轻轻松松地坐在便盆上,并自己站起来。

③ 婴幼儿想要大小便(在裹着尿布时),即有排尿意识或感觉胃肠道蠕动时能够提醒看护者。

④ 婴幼儿看见过其他家庭成员使用马桶。

⑤ 在晚上睡觉之前,婴幼儿会坐在便盆上试着使用一下。

2. 大小便训练的准备

以上迹象表明婴幼儿为自己不用尿布大小便做好了准备,就可以做下面的事了。

提前给婴幼儿买一个坐上去很舒服的便盆,在便盆前边安一个高一些的挡水板。让婴幼儿对便盆熟悉起来,并习惯坐在便盆上。这样当他在使用便盆时,会因正确使用而感到高兴。在帮助男婴使用便盆时,应让他明白把他生殖器对准便盆里面才算成功。

3. 帮助婴幼儿养成习惯

时不时地提醒婴幼儿使用便盆。向婴幼儿提出要求,在他说"好"以后再让他坐到便盆上,这样他自己就能够把大小便与便盆联系起来了。

记住每个婴幼儿都有自己的成长速度,会以自己的步调接受训练,所以训练婴幼儿大小便的关键是成人需要足够的耐心。

（二）养成洗手、洗脸的好习惯

婴幼儿 1 岁半,就应让其知道饭前、便后要洗手。饭后要擦嘴或洗脸,早晨起床和晚上睡前要洗脸,培养其清洁卫生习惯。1 岁半左右开始训练其自己洗手,2 岁开始训练其自己洗脸。

（三）养成规律刷牙的习惯

2 岁半幼儿的乳牙已长齐,手的动作协调能力也较强了,此时开始训练幼儿刷牙,养成清晨及晚上睡前刷牙的好习惯,有利于保持幼儿的牙齿健康和为已经在牙龈里开始生长的第二批牙齿做好准备。当幼儿刷牙时要在旁边指导,首先告诉幼儿不要用太多的牙膏,在幼儿刷不干净的时候要给予帮助,直到幼儿能够吐出所有的牙膏。防止他把牙膏咽下去,因为牙膏中的氟化物对身体没有好处,并且会使牙齿变色、变脆。定期带幼儿去看牙医,进行常规检查。

（四）培养婴幼儿自己整理玩具的习惯

要帮助婴幼儿认识到整理玩具为游戏不可缺少的一部分,不玩的玩具就要归位,并耐心教其如何整理。这样,3—4 岁左右的孩子就能养成整理玩具的习惯了。

二、锻炼婴幼儿自理能力

（一）训练幼儿自己穿衣、脱衣

① 幼儿学习穿衣、脱衣有一个时间进程:幼儿在 1 岁至 1 岁半时就表现出要自己穿衣的愿望;2 岁左右可以自己脱衣服,并开始试着穿衣;3 岁时可以穿戴简单的衣物;到 4 岁时,类似系鞋带等复杂动作也能完成了。

② 幼儿学习穿衣、脱衣应遵循先易后难,从简单到复杂的顺序。先学会穿脱有松紧带的

裙子、裤子,以及套头衫;然后再学穿脱带拉链或有扣子的外套;最后再学系鞋带。

(二)训练婴幼儿自己吃饭

① 训练婴幼儿独立吃饭应充分利用敏感期。大多数1岁左右的婴幼儿都有拿勺子的愿望,发现婴幼儿吃饭时抢勺子时,是帮助其学习吃饭的最好时机。如果幼儿在1岁半至2岁期间不能养成独立进餐习惯,以后想培养就会遇到困难。因为过了这个年龄,婴幼儿就会对学习使用勺子失去兴趣,并产生依赖思想。

② 训练婴幼儿独立吃饭要营造良好的进食环境和氛围。为婴幼儿精心布置一个优美、整洁、富有童趣的进食环境,如:经常变换餐桌布等,以排解婴幼儿紧张、忧虑的情绪,激发婴幼儿进食的兴趣。特别要注意的是,在餐桌上不用"武力"强迫婴幼儿进餐。

③ 训练婴幼儿独立吃饭要准备一大一小两把勺子,这样做的目的是既不影响吃饭,又达到训练目的。小勺子给婴幼儿自己练习吃饭,大勺子用于成人喂饭。在实践中学习,到2岁左右幼儿便能正确使用勺子了。

④ 训练婴幼儿独立吃饭要强调专注,为婴幼儿固定吃饭时间和位置。吃饭时排除一切与吃饭无关的干扰(如:电视、游戏机等),大人以身作则,吃饭时不离桌、不看电视,进餐时间控制在20分钟左右。

⑤ 训练婴幼儿独立吃饭要有成人看护,以防发生进食意外。坚果类食物(瓜子、花生、松子等)及果冻等食物不适合婴幼儿食用,必要时可碾碎给婴幼儿吃。

⑥ 训练婴幼儿独立吃饭的同时也要培养其基本的就餐礼仪。从小学习和培养基本的就餐礼仪,对婴幼儿健康和品格的发展至关重要。就餐礼仪包括夹菜时不可以东挑西拣;不可以将喜爱吃的菜放在自己的面前;咀嚼食物、喝汤时不要旁若无人地发出较大的声响;要爱惜粮食,不可以浪费饭菜等。

第四节　计划免疫

计划免疫是根据疫情监测和人群免疫状况分析,按照规定的免疫程序,有计划地利用生物制品进行人群预防接种,以提高人群免疫水平,从而达到控制以及最终消灭传染疾病的目的。

一、免疫程序

(一)预防注射常用的生物制品及所预防的疾病

常说的四苗防六病是指:

① 卡介苗——预防结核病。

② 小儿麻痹糖丸——预防脊髓灰质炎,也叫小儿麻痹。

③ 百白破三联针——预防百日咳、白喉、破伤风。

④ 麻疹疫苗——预防麻疹。

疫苗保存需要冷藏,如:小儿麻痹糖丸和麻疹疫苗,都需要在0℃以下保存。为了保证接种质量,家长应该配合区保健站医师做好此项工作,及时带婴幼儿到指定保健站进行预防接种。

（二）儿童免疫程序和安排

表 3-1 　儿童免疫程序表

起始年龄	疫苗名称	接种次数
初生	乙型肝炎疫苗注射（出生当日）	第一次
	卡介苗	
1 个月	乙型肝炎疫苗注射	第二次
2 个月	脊髓灰质炎三价混合疫苗	第一次
3 个月	脊髓灰质炎三价混合疫苗	第二次
	白百破混合制剂	第一次
4 个月	脊髓灰质炎三价混合疫苗	第三次
	白百破混合制剂	第二次
5 个月	白百破混合制剂	第三次
6 个月	乙型肝炎疫苗注射	第三次
	流脑疫苗	
8 个月	麻疹疫苗初种	
1 岁	乙脑疫苗基础免疫两针（间隔 7—10 天）	

表 3-2 　儿童免疫程序表

加强免疫年龄	制品名称
1 岁半	白百破混合制剂复种、麻疹复种、糖丸加服
	流脑疫苗加强剂
2 岁	乙脑疫苗加强第一针
3 岁	乙脑疫苗加强第二针
4 岁	脊髓灰质炎三价混合疫苗复种
6 岁	麻疹疫苗复种、白百破混合制剂复种

另外，还有流脑多糖体菌苗，可以预防流行性脑脊髓膜炎，在每年 12 月份左右注射。从婴儿 6 个月开始，第二年再加强一次。

二、常见预防接种的反应及处理

婴儿预防接种后，绝大多数没有或者只有很轻的反应。例如，注射部位出现红、肿、热、痛或局部淋巴结肿大，甚至出现发热、食欲减退、呕吐、腹痛等。一般都不需要治疗，只要给婴儿多喝些开水，注意休息，经过 1—2 天后这些反应就会消失。预防接种后暂时不要给婴儿洗澡，可以对症处理,如:物理降温、喂抗过敏药等。但若反应程度严重,如:高热持续不退、注射局部出现化脓感染、精神萎靡不振、食欲差等,应到医院就诊。

（一）卡介苗

婴儿接种卡介苗,能增强对结核病的抵抗力,是预防结核病的有效措施。婴儿的免疫力较差,如果感染结核,特别容易患较严重的粟粒型肺结核及结核性脑膜炎,并容易留下后遗症。

1. 接种卡介苗的方法及反应过程

我国规定,正常新生儿出生后 24 小时内接种卡介苗,有皮内注射或划痕两种方法,绝大多数用皮内注射法。2—3 天内接种部位略有红肿,大部分 3 周左右接种局部会出现红肿硬结,中间逐渐软化形成白色小脓疱,脓疱自行穿破后结痂,结痂脱落后留下一个小疤痕。这个过程大约需要 2—3 个月。

2. 卡介苗与免疫力

卡介苗是一种减毒活疫苗,它已无致病力,但仍保留着产生免疫力的抗原性。人体接种卡介苗后,可产生对结核菌的特异性抗体,这种抗体可抵御结核菌的感染,从而起到预防结核病的作用。

3. 接种卡介苗的注意事项

接种卡介苗前,除 3 个月以内的婴儿外,均需先做结核菌素实验（即 OT 试验）,只有结核菌素试验阴性者才能接种卡介苗。另外,新生儿接种卡介苗 3 个月后,要到当地儿童保健所做结核菌试验,检查新生儿接种卡介苗是否成功。如果结核菌素试验结果呈阳性,说明机体已产生特异性抗体;如果试验结果呈阴性,说明接种未成功,需要重新接种。

此外,卡介苗的免疫是活菌免疫,接种后随着活菌在人体内逐渐减少,免疫力也逐渐降低,所以初种一定时间后,还需要复种。一般是在新生儿出生时接种,到小学一年级和初中一年级给予复种。

（二）乙肝疫苗

乙肝免疫最佳的免疫程序为 0、1、6。0 是指第一次注射时间,1 是指间隔一个月注射第二次,6 是指在第一次注射后间隔 6 个月注射第三次。第一次注射距第三次注射间隔最长不得超过 8 个月。新生儿是在出生后 24 小时内注射第一次。其他人群如果乙肝抗原体五项均为阴性时,可按同样的接种间隔进行注射。常规剂量第一次 20 微克,第二、三次各 10 微克。如果母亲是表面抗原阳性者,所分娩的新生儿三次剂量均为 20 微克。

对于表面抗原阳性和 E 抗原阳性的母亲（又称双阳）所生的新生儿,最佳免疫方案是在出生后 6 小时内立即注射一次乙肝高效价免疫球蛋白,一个月后再注射一次。然后按 2、3、6 月龄各注射一次乙肝疫苗,也就是说,在注射完第 2 次高效免疫球蛋白后间隔 1 个月、2 个月、5 个月时各注射一次乙肝疫苗,这样就可以有效地预防母亲把乙肝病毒传染给婴儿。

一般婴儿接种乙肝疫苗后没什么明显反应,但有的会轻微发热,无需特殊处理。

（三）脊髓灰质炎三价混合疫苗（俗称糖丸）

为了预防小儿麻痹症,在婴儿两个月时要服脊髓灰质炎三价混合疫苗第一丸,3 个月时服第二丸,四个月服第三丸。这三丸属于基础免疫,待婴幼儿 1 岁半和 4 岁时各加强一次,即完成了全程免疫。

小儿麻痹症又叫脊髓灰质炎,是病毒侵犯到人体脊髓前角的灰质,破坏运动神经元,从而导致它支配的肢体出现瘫痪,造成终身残疾。

脊髓灰质炎三价混合疫苗为三型混合活疫苗,对Ⅰ、Ⅱ、Ⅲ型脊髓灰质炎病毒引起的小儿麻痹症都有预防作用。但必须连服三次才能产生有效的抗体。

由于脊髓灰质炎三价混合疫苗是活疫苗,因此禁用热水送服,以免疫苗失活。服用的疫苗在胃内停留约两小时后才能安全进入肠道,所以婴幼儿服糖丸后两小时内不可吃热食、喝热水。由于母乳中含有这种病毒的抗体,对这种活疫苗有中和作用,会影响疫苗的免疫效果,因此服糖丸前两小时和服糖丸后四小时最好暂停喂母乳,必要时可以选配方奶。

婴幼儿服糖丸后的反应一般很轻,只有少数人出现发热、呕吐、皮疹等轻微反应;个别婴儿服后1—2天内可能出现腹泻,一般每日不超过5次,均不需要进行特殊处理,很快会痊愈。

(四)白百破混合制剂(三联疫苗)

白百破混合制剂又称三联疫苗,它可以预防白喉、百日咳、破伤风三种疾病。婴儿在3个月时,应注射三联疫苗第一针,4个月时注射第二针,5个月时注射第三针,此三针为基础免疫。待1.5—2岁之间加强一次,最后,在上小学后注射白破二联疫苗。在婴儿3个月和4个月时,可以同时服脊髓灰质炎三价混合疫苗和注射三联疫苗,不会彼此影响。

三联疫苗需要接种三次。因为此疫苗为多联死菌内加类毒素制品,进入机体后产生免疫力慢。抗原隔一段时间间歇进入机体,能够不断刺激机体的免疫活性细胞,使机体达到有效的免疫水平。一般第一次接种仅能起到动员机体产生抗体的作用,第二次接种后产生的抗体保护水平低,第三次接种才能获得满意的抗体效果。三联疫苗对白百破的有效免疫力只维持1—2年,所以第二年(18个月左右)必须对三联疫苗加强一次才能使抗体维持较长时间。

婴儿注射三联疫苗后,有的会出现低热。一般在注射后数小时开始发热,多在48小时内恢复正常。发热期间可有倦怠、烦躁不安等表现,让婴儿多喝水、多休息,无需特殊处理。但如果产生高热或发热时间太长,则需要就医,查看孩子是否患有其他疾病。接种12—24小时后注射局部可能会出现红肿、疼痛、发痒,个别婴儿在注射同侧的腋下淋巴结肿大,有的人局部硬结肿块约1—2个月才消退,一般不需处理。如果注射过浅或使用疫苗前未充分摇匀,可能会形成无菌性脓肿,先有局部红肿、疼痛,有硬结肿块,一般经10天左右局部软化,表皮变成暗紫色,按之有波动感。处理方法主要是做好护理,防止细菌感染,用毛巾热敷以促进吸收,一般十几天痊愈。如果脓肿较大可用注射器抽脓,切勿切开排脓,除非脓肿破裂。

(五)流脑疫苗

注射流脑疫苗是为了预防流行性脑脊髓膜炎(简称流脑)。此病是由脑膜炎双球菌引起的急性呼吸道传染病,在冬春季发病和流行,主要感染15岁以下儿童,表现为高热、剧烈头疼、喷射性呕吐、皮肤上有小出血点、颈项强直、昏迷、惊厥、休克等,病死率比较高。

婴儿在出生6个月时就要注射流脑疫苗,一般基础针只注射一次(但在流行地区3个月后要复种一次),第二年必须加强一次,才能维持有效抗体水平。此疫苗是有季节性的,流脑一般在2—4月份为流行高峰期,因此流脑疫苗应在这之前1—2个月时注射,注射后7—10天可以化验出血清内出现保护性抗体,2—4周达到高峰,这时正好进入流脑流行高峰期,抗体起到保护作用。

大部分地区在11—12月份才注射流脑疫苗,如果婴儿在9月份已满6个月,要等12月份才能注射流脑疫苗;如果在12月份注射流脑疫苗期间婴儿不满6个月,那就要等到下一年的12月份才能注射。

接种流脑疫苗后的反应一般比较轻微,偶尔有人出现短暂低热,有些大孩子偶尔出现过敏反应,即在接种后的十几小时皮肤出现疱疹等,此时应到医院就诊。注射局部可能出现红晕和压痛,一般在 24 小时内消退,不需特殊处理。

(六)麻疹减毒活疫苗

婴儿 8 个月后,应进行麻疹减毒活疫苗的预防接种,注射后大约 1 个月左右使体内产生特异性抗体,可以预防麻疹,继而减少其并发症的发生。注射后 10—14 个月应再加强一次,以保证体内有效抗体浓度。

目前基本上在婴儿 8 个月大时接种麻疹减毒活疫苗,在 8 个月以内的婴儿血液中含有从母体获得的麻疹抗体,可以保护婴儿不患麻疹,如这时接种麻疹疫苗,疫苗中的病毒就会被抗体中和掉,使疫苗不能发挥效力。

疫苗接种后反应比较轻微,没有局部反应和即刻反应,只有个别婴儿在接种后 6—12 小时可能出现短暂的发热及一过性皮疹,发热时间不超过 2 天。因为婴儿精神、状态都好,没什么异常,往往不被家长察觉,也不需要特殊处理。

(七)乙脑疫苗

全国统一规定的免疫程序有卡介苗、脊髓灰质炎三价混合疫苗、白百破混合制剂及麻疹减毒活疫苗。各地区还可根据当地流行性乙脑的情况来决定注射乙脑疫苗,如北京地区规定在 12 月龄后接种乙脑疫苗。

流行性乙型脑炎疫苗是从白鼠脑组织培养出来的活性病毒疫苗,接种乙脑灭活疫苗后,至少要经过一个月的时间,抗体才能在血清中达到高峰。我国大多在每年 7 月份开始流行乙型脑炎,所以预防接种多在春末夏初季节,即 5 月份完成。

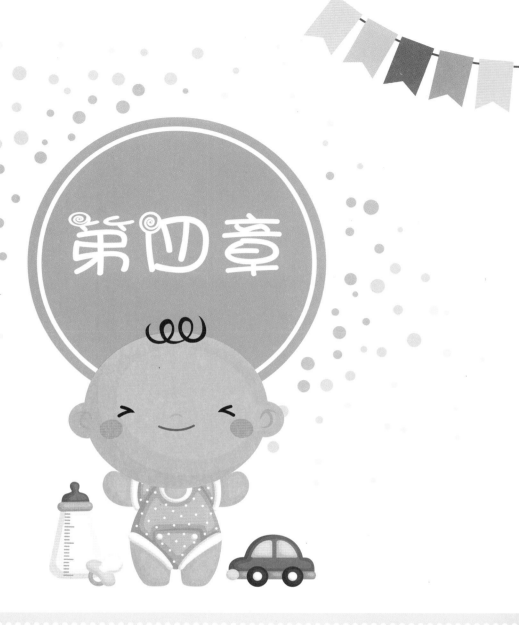

第四章

1. 掌握婴幼儿正常和异常状况的表现。
2. 了解婴儿半岁后常见的自限性疾病。
3. 了解乳牙生长规律。

婴幼儿健康状况观察

一般观察

1. 食欲
2. 大小便颜色
3. 生理性哭闹
4. 大运动发育规律
5. 语言发育四个阶段
6. 颜色感知能力
7. 观察听觉反应

自限性疾病及出牙观察

1. 幼儿急疹护理措施
2. 出牙不适表现及护理措施

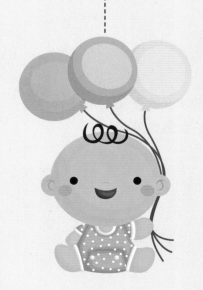

第一节　一般观察

一、食欲

食欲正常的婴幼儿体重正常增长。成人应按需喂养,哺乳次数不受限制,一般每天8—10次。随着婴幼儿逐渐长大,次数逐渐减少,并且逐渐变得有规律。婴幼儿每次进食后,能安静2小时左右。排便情况一般每天更换6—8次尿片或者更多,并有一次或者多次大便。

(一)食欲不振

厌食是食欲不振的主要症状,会引起婴幼儿消瘦,原因有病理性因素和非病理性因素两大方面。

1. 病理性因素

病理性因素包括微量元素锌、铁、钙的缺乏,以及佝偻病、营养性贫血、肝炎、结核等疾病因素,应积极治疗。

2. 非病理性因素

① 婴幼儿从小就吃得少,胃肠道的消化功能差,消化液分泌少,饥饿感不强,食欲差。

② 婴幼儿偏食,只吃稀粥、米糊,缺少蛋白质及维生素。

③ 成人不能做到合理喂养,婴幼儿一哭闹时就给零食,日久造成婴幼儿消化系统功能紊乱,食欲不佳。

④ 婴幼儿进食情绪不好、食物单调等因素也会影响食欲,或者就餐环境不好,不能使婴幼儿集中注意力来进食,边吃边玩或看电视、听故事等,对婴幼儿食欲都有影响。

以上种种都会引起婴幼儿非病理性的厌食,因此应从小就培养婴幼儿良好的进食习惯,准备安静舒适的环境,培养婴幼儿主动进食,并及时鼓励。添加辅食时,注意逐渐品种多样化。

(二)食欲较强

婴幼儿全身的各个器官都处于一个幼稚、娇嫩的阶段,活动能力很有限,消化系统各器官所分泌的消化酶活力比较低,量也比较小。如果婴幼儿吃得太多,就会加重消化器官的工作负担,引起消化吸收不良,甚至造成婴幼儿肥胖症。

因此,不要让婴幼儿时刻处于饱食状态,应有计划、定量供给食物,让婴幼儿保持正常的食欲状态。婴幼儿平时精神饱满,睡眠正常,智力和身体发育在正常范围之内,就是健康的表现。

二、大小便

(一)婴幼儿大便的观察

婴幼儿大便次数和大便性质常反映胃肠道的功能情况,通过对婴幼儿大便的观察,可以初步了解婴幼儿胃肠道消化情况。

1. 母乳喂养婴儿的大便

未加辅食之前,大便为黄色或金黄色的均匀稠膏状,有时稍稀并稍带绿色,有时还有小米样的颗粒,这些都是正常现象。婴儿一般每天大便2—4次,如果经常大便4—5次,甚至7—8次,但食欲正常,体重按规律增长,则属于正常现象。不要随便更改婴幼儿的乳品,也不要随意用药。如果平时大便1—2次,突然增至5—6次,有可能就不正常了,需要就医。

2. 添加辅食后婴儿的大便

初加菜泥、菜末时,婴儿大便的颜色可随菜泥的颜色稍有改变或有少量的菜末。这是添加辅食时的常见现象,不要认为是消化不良的表现而停止添加辅食,婴儿渐渐习惯后大便就会变正常。但如果发生腹泻,就应暂停添加辅食,等待大便正常后再逐渐添加辅食。

3. 配方奶喂养婴儿的大便

大便呈黄色,稀软。如果大便的颜色变绿,则是腹泻的征兆。

(二)婴幼儿小便的观察

观察婴儿每天尿液的颜色、性状和次数,是非常必要的。现在大部分婴幼儿用的是纸尿裤,观察小便有点困难,因此可以适当选择给婴儿把尿。婴儿尿液的颜色一般清澈透明,一天排尿7—9次左右,每次尿量比较多,属于正常现象。如果其性状和次数突然改变,需要加强观察。

(三)大小便异常反映出的身体状况

1. 大便

① 大便呈灰白色,同时婴幼儿眼珠发白、皮肤发黄,可能为胆道梗阻或胆汁黏稠或肝炎。

② 大便呈黑色,可能是胃或肠道上部出血或服用铁剂药物所致。

③ 大便带鲜红血丝,可能是大便干燥,肛门周围皮肤破裂。

④ 大便呈小红豆汤样,可能是出血性小肠炎,这种情况多发生于早产儿。

⑤ 大便淡黄色,呈糊状,外观油润,内含较多的奶瓣和脂肪小滴且漂在水面上,大便量和排便次数都多,为脂肪消化不良。

⑥ 大便呈黄褐色稀水样,有奶瓣,有刺鼻的臭鸡蛋味,为蛋白质消化不良。

⑦ 大便呈蛋花样汤,泡沫多,酸味重,量多,为碳水化合物消化不良。

⑧ 大便次数多,量少,呈绿色或黄绿色,带有透明丝状黏液,婴幼儿有饥饿的表现,为奶量不足,饥饿所致。

2. 小便

① 小便次数多,量少,小便时哭闹疼痛,可能尿道有炎症。

② 小便呈金黄色或橘黄色,可能是受维生素 B_2、黄连素、痢特灵等药物的影响。

③ 小便呈棕黄色或浓茶色,摇晃时黄色沾在便盆上,泡沫也发黄,多见于黄疸性肝炎。

④ 小便呈乳白混浊,如加热后变清则为正常现象,加热后变得更混浊则不正常。

⑤ 小便放置片刻有白色沉淀,如果婴幼儿一切正常,尿检查除盐类结晶外,无其他异常,则多喝水、少吃蔬菜水果等含无机盐多的食物,沉淀即会消失。

三、哭声

婴幼儿会说话之前,一般用啼哭来表达其需要和痛苦。婴幼儿哭闹一般有两大原因,一是生理性哭闹,一是病理性哭闹。

(一)生理性哭闹

正常健康婴幼儿的哭声洪亮、婉转,有泪状,精神、面色正常。正常婴儿的哭闹常因口渴、睡眠不足、过热、寒冷、虫咬、针刺、潮湿、惊吓、身体受压、衣服过紧、被褥过重或响亮的声音刺激而引起,属于生理性哭闹,此时只要满足婴幼儿的要求和解除不适之后,婴幼儿就会停止哭闹。

1. 饥饿

哭声有节奏,声音不高不低,长短均匀;头左右转动有觅食要求;睡眠易惊醒,眼球转动灵活;给予进食满足后能安静入睡。若饥饿时间过长,哭声可由强转弱,细长无力,也可因哭闹时间过长、出汗过多引起虚脱或低血糖,应及时处理。

2. 不适

常在奶后或睡醒后因大便而哭闹,常常憋气而满面涨红。也可因尿布潮湿或体位不适引起大哭,哭声长短不一,高低不均,不甚规则,常常边哭边活动臀部,双脚乱踢乱动。清洗臀部换上干净尿布后即停止哭闹。

3. 需要安全感

哭闹时一般面色红润,四肢活动自如,反射正常;哭声长短不一,高低不均,无节奏感,常哭哭停停,睁着眼左顾右盼。当照看者走近婴儿时,哭闹即刻停止,婴儿双眼盯着照看者,一幅着急的样子,表现出被拥抱的需求。

4. 保暖过度、包扎过紧

大声哭叫,面红耳赤,全身出汗,四肢乱蹬乱踢,体温升高。此时须立即松开衣被,改变婴儿体位,用温水擦身,更换内衣、尿布,适量喂母乳或温水。稍后婴儿哭声停止,情绪稳定,体温降至正常。

（二）病理性哭闹

病理性哭声一般哭声不连贯,突然而激烈,多为阵发性,可有尖叫或不停的哭叫,伴有极度不安、面色苍白、表情痛苦、四肢发凉,甚至大汗淋漓。

1. 皮肤病

（1）皮肤痒

如腋下或腹股沟糜烂、臀红、痱子、湿疹脓疱疹、皮下坏疽、虫咬或被针刺等原因引起的啼哭,哭声响亮而急促,不太激烈,常是持续的,伴有烦躁及睡眠不安,检查可发现局部皮肤的病变。

（2）皮肤肿痛

哭声响亮而刺耳,无节奏感,触及患处时哭声更响,持续不断,表情痛苦,多见于肌肉注射部位吸收不好或感染。

2. 消化系统疾病

（1）口腔、咽喉疼痛

婴幼儿哭声低沉,伴有流涎或声嘶,表情痛苦,烦躁不安,每次进食即哭,尤其吃热、硬食物更甚。

（2）腹痛

哭声突然而激烈,可时高时低,也可嚎哭大哭,多为阵发性,伴有面色苍白、出汗、辗转不安、手摸腹部、特殊体位、唇舌干燥,痛止立即安静。

（3）肠痉挛

多因急性肠道感染或消化不良引起,哭声尖锐而高,忽急忽缓,阵阵发作,手脚不停踢蹬或有强迫体位。

（4）肛裂

常在大便时啼哭,大便表面带有鲜血。

3. 呼吸系统疾病

急性喉炎和扁桃体肿大,可有犬吠样哭声,伴有呼吸不畅的体征;喘息性支气管炎的哭声略嘶哑,伴有喉喘鸣,呼气延长,点头呼吸。

4. 神经系统疾病

（1）新生儿颅内出血

哭声音调高,发声急,可有脑性尖叫。

（2）头痛

婴幼儿哭声突然、单调、尖响,呈阵发性,伴有摇头拉耳、拍打头部、皱眉、躁动不安、易受激惹,多见于颅内病变、中毒、缺氧等疾病的早期。

5. 泌尿系统疾病

（1）尿路感染

婴幼儿在每次小便时啼哭,并有发热现象。

（2）尿痛

哭声响或大声嚎叫,不连贯,断断续续,面色苍白,出汗,表情痛苦,扑倒在地上或床上打滚,常于排尿时或排尿快完时因突然剧痛而啼哭。

6. 营养缺乏症

（1）低钙

多于夜间惊哭、惊叫、烦躁,可伴有佝偻病体征。

（2）营养不良

哭声细弱而绵长,常发生在半夜,伴有多汗湿枕、易惊、消瘦、烦躁、睡眠差。

7. 心源性哭声

（1）先天性心脏病

哭声较小或伴声音嘶哑、唇周发绀、发育不良。

（2）肺功能不全或心力衰竭

哭声响但音调不波动,伴烦躁、呼吸困难、口唇发绀、不吸乳、四肢冷。

（三）护理措施

1. 生理性哭闹的护理措施

① 仔细检查,鉴别哭闹的原因,以便给予正确处理。

② 要注意调配饮食,合理地补充水分,正确地添加辅食。哺喂时要耐心观察,满足婴幼儿合理的要求,养成良好的饮食习惯。

③ 在婴幼儿啼哭时,要避免窒息、外伤、呕吐等情况的发生。

④ 对部分夜间啼哭、白天睡眠的婴幼儿,要设法调整其生活规律,逐渐纠正其生物钟。

2. 病理性哭闹的护理措施

① 应通过哭声、时间、伴随症状等鉴别哭闹原因,尽早做出初步判断,及时处理。保持室内安静,调节室温,减少刺激。如果不能缓解,及时就医。

② 对头痛的婴幼儿应仔细观察其头痛性质、程度、部位、时间长短以及伴随的症状,如有发热、呕吐、瞳孔形状改变、精神萎靡等情况,应及时就医。

③ 对腹痛的婴幼儿应仔细观察腹痛的性质、部位;如有呕吐,还需查看吐出物的性质;观察有无便秘、便血情况,以及大便性质等。了解情况后应及时就医。

④ 对尿痛的婴幼儿应注意排尿情况,注意尿的性质、颜色、尿量,鼓励婴幼儿多饮水、排出尿液、减轻痛苦,并保留尿液标本,及时送检。

⑤ 对口腔、咽喉部炎症的婴幼儿,要多喂温开水,加强口腔护理,避免喂食过热、过硬等刺

激性食物。

⑥ 对皮肤肿痛的婴幼儿,应注意加强皮肤护理。对皮肤瘙痒的婴幼儿,应勤洗澡、换衣,避免婴幼儿自己抓破皮肤引起感染。

⑦ 对营养不良的患儿,应合理喂养,观察病情,做好饮食指导。

⑧ 对心功能不全的婴幼儿,应随时留意病情变化,及时就医。

四、运动发育

运动发育可分为大运动和精细运动两大类。大运动是身体对大动作的控制,如:俯卧抬头、翻身、坐、爬、站、走、跑、跳等;精细运动是相对于大运动而言较小的动作,如:抓握物品、主动够物、模仿、涂画等。运动发育遵循自上而下、由近至远、从不协调到协调、先正向动作后反向动作的规律。

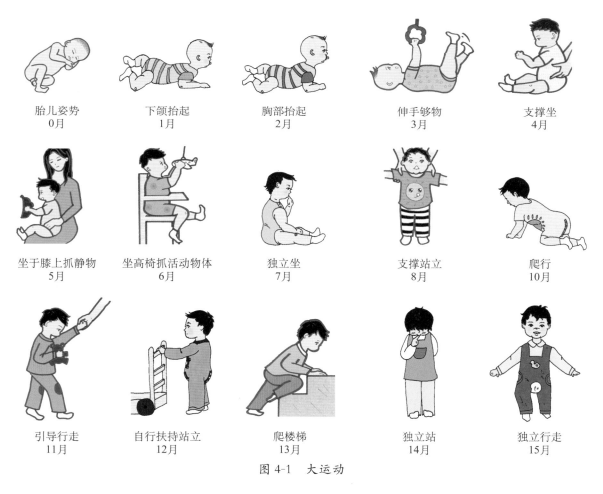

图 4-1　大运动

1 岁以内婴儿神经运动的成熟是从头部向腿部发展的。婴儿先抬头,然后坐、爬、站和走。如果婴儿运动发育不符合这个规律,如:5—6 个月时头竖不好,不能扶坐等,则是异常现象,应及时就医。婴幼儿手的动作主要是精细运动的发展,这在智能发育中非常重要。3 个月前婴幼儿的手不能主动张开,但可触摸,一般是被动的。3 个月后,婴幼儿的手可有意识地张开,可以抓握。开始不能准确地抓住物件；以后能准确地、五指分开地、手眼协调地抓握；进一步发展后，两只手能同时抓握或互相交换手中的物体，从只能抓大的物体到用拇指和食指相对精细地捏取，从无意识地松手到有意识地放下；之后婴幼儿的手逐渐灵活，可主动地、随心所欲地摆弄各种物品，主动地学习和创造。如果婴幼儿在手精细动作发展过程中出现迟缓现象，应引起高度重视，加强早期训练，必要时及时就医，进行康复治疗。

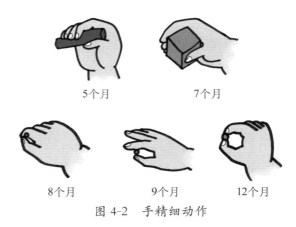

图 4-2　手精细动作

五、社交、语言能力

语言是人和其他动物相互区别的主要标志之一，是人类相互交往的工具，也是表达个体思想的工具。语言的发展在婴幼儿认知发展过程中起着重要作用，婴幼儿如能掌握部分语言，就得到了一种有效的认知工具，可以通过同成人的交往增进对外部世界的认知，也可借助语言把这些认知更好地储存起来，以供日后应用。

语言发育过程可分为四个阶段。

（一）语言感知阶段

人类的语言是有声语言，而婴儿分辨和发出语声是一个发展的过程。2 周左右的婴儿能区分人的语声和其他声音，如：关门声、汽车喇叭声等。这种区别不同声音的能力是他们以后学习语言的前提。2 个月时，他们对周围人说话情绪的表现就有反应，如：听到厉声责骂会哭，听到和蔼亲切的声音会笑。4 个月时婴儿就能区别男声及女声，6 个月即能区分出不同的语调。

（二）语言发音阶段

0—3 个月是婴儿简单发音的阶段。婴儿出生后的第一声啼哭就是最早的发音，也是日后发展语言的基础。第 4 周开始，婴儿的哭声可以作为一种用来表示身体状态的手段。开始时多表示一种消极状态的，如：饿、热、冷、湿、寂寞等；到了 2—3 个月就有了表示积极的声音，如：舒服、高兴等；成人逗弄婴儿时，其发音主要是一些元音，如：啊、哦等，婴儿的情绪越好发音越多。

4—7 个月是婴儿连续音节的发展阶段。在这个阶段婴儿明显地变得活跃起来，发音增多，在兴奋时发音更多，可出现一些重复的、连续的音节，如：哒哒、妈妈、爸爸等，但并无具体指向。这些发音为以后正式说出理解词语做了准备。

（三）语言—动作联系阶段

7 个月以后，婴儿发音增多，而且对某些特定的音节会产生反应，比如对自己的名字有反应。8—9 个月的婴儿可以形成第一批语言—动作的条件反射，如：说"欢迎"会拍手，说"再见"会摆手等。有了这种条件反射，婴儿就有了学习与成人交往的可能。从 11 个月开始是语言—动作条件反射形成的快速时期，此时婴儿听懂的词越来越多，可以按照指示去做一些事情并开始模仿成人发音。这时还不是正式的说话，可能是用一定的声音表示一定的意义，是学说话的萌芽阶段。在这个阶段，如果成人认为婴儿不会说话而不和他们交流，则常会造成婴儿言语发育迟缓；反之，如果与婴儿多交流，使婴儿每次感知某事物或某动作时都能听到成人的反馈，在他们的大脑中就会逐步建立起关于这件事或这个动作的形象和词之间的暂时联系,从而促进言语的发展。

(四)语言学说话阶段

经过一年的语言准备,婴儿从 1 岁左右起开始正式学说话。1 岁到 1 岁半时语言的发展主要还是对言语的理解,可以听懂一些简单的故事,但发出的音节比较少。这时婴儿说话多为单音节的重复,如:奶奶、猫猫、灯灯等;而且一个词可有多种用意,如:"瓶瓶"可能是"拿瓶子喝水"、"水在瓶子里"等多种意思,这些意思只有在具体情景中成人才能理解。此时期婴儿能说出的词大多是名词。

1 岁半到 3 岁时婴儿的语言发展非常迅速,一般都已掌握了本民族的基本语言。可以说双音节词和简单的句子,即主要包括主谓语或谓宾语的短句,如:"妈妈上班"、"哥哥走了"、"送送阿姨"等等。2—3 岁时,幼儿开始说一些复合句,但仍是比较短的,一般 6—10 个字。

到 3 岁末,婴幼儿已经掌握了最基本的词汇,也就是说掌握了最基本的语言。语言能力是智能水平的主要标志之一,也是智能发展的基础。因此,语言发育是家长和幼教人士都应十分关注的问题,如果婴幼儿在语言发展过程中有迟缓现象,应及时就医,进行早期语言训练,丰富语言环境。

六、视力

当婴幼儿用眼睛去认识这个世界时,必须有良好的视感能力和协调的视觉运动能力,通过神经肌肉的协调运动来看清眼前物体,然后将所看到的视觉信息输送到大脑进行综合分析,辨别认识。视力不足可导致视感知甚至阅读能力的缺陷,并影响婴幼儿与外界环境的互相作用和社会性,以及情感发育。因此早期视力检查应当作为婴幼儿保健的重要内容之一。

新生儿:新生儿有短暂的原始注视。但此时还不能根据物体的远近随意调节晶状体厚度,仅能看见 60 cm 内的物体,其最适合的视力范围为 20 cm—30 cm 左右,太远太近都不能看清楚。红、黄等鲜艳的暖色及移动的物体易引起新生儿的注意。

3 个月:此时婴儿头部和眼球协调功能已发育较好,能转动头部、调节视线来注视物体;能看见 8 mm 大小的物体并判断物体的大小及性状;喜欢看自己的手。

4 个月:开始出现手眼协调动作,即能注意手中的物体;能追随跌落的物体,开始认识常见的人和常见的物品,如:妈妈、奶瓶等;喜欢看红颜色以及黑白相间的图片或者物品;见到喜欢的物品或亲近的人表示出喜悦。其对颜色的感知能力已接近成人水平。

6 个月:目光能跟随着水平及垂直方向移动的物体转动 90°,并能改变体位来协调视觉。

9 个月:能较长时间看 3 米—3.5 米以内的人物活动。

1 岁半:会注意悬挂在 3 米处的小玩具。

2 岁:能区别垂直线与横线,目光跟随落地的物体。视力为 0.5—0.6。

3 岁:能辨别上下方位,视力可达 1.0。

七、听力

新生儿 3—7 天开始出现明显的听觉。父母仔细观察就会发现正常新生儿在日常生活中的一些反应：一个正在睡眠的新生儿，当突然有大的声响出现，就会随之有皱眉、两眼睁开、全身轻微抖动或闭眼、眼睛或头轻轻转向发出声响方向的动作。如果用一个小铃铛或拨浪鼓在离新生儿耳朵 15 cm 左右处摇动，他也会皱一皱眉或微微转一下头，表示听到声音了。新生儿不仅愿意听到声音，而且偏爱柔和、缓慢的声音，听到时表现为安静、微笑，对于有节奏的声音更为敏感。在婴儿哭闹时，将母亲心跳的声音放大后给婴儿听，他就会很快安静下来。

如遇到新生儿过分安静，睡眠不怕大声吵闹，对成人的招呼、逗引声音毫无反应，且只是用眼注视成人的面部表情和举止动作，那就说明婴儿的听力可能有问题，应及时到医院进行听力检测。

第二节　婴儿期常见的自限性疾病

婴儿半岁前一般不会生病，因为有从母体内通过胎盘传给婴儿的一些抵御疾病的抗体。经过半年后，婴儿体内抗感染物质代谢消失殆尽，自身主动免疫机制无法产生抵御疾病的足够抗体，患疾病的机会明显增加。为避免半岁后多病的情况，及时、全程进行计划免疫是最有效的措施。半岁之后，婴儿常见的自限性疾病主要是幼儿急疹和秋季腹泻。

一、幼儿急疹

幼儿急疹又称婴儿玫瑰疹，是人疱疹病毒导致的婴幼儿时期常见的一种急性发疹性病毒感染性皮肤疾病。特点是持续高热 3—5 天，热退疹出，一周左右婴幼儿自行康复，是一种自愈性疾病，皮疹消退后，不留色斑、无脱屑。

（一）临床表现

本病传染性不强，多为散发。发病年龄主要在 2 岁以下，大多为 6—12 个月的婴儿。四季均可发病，但冬春季较多。

潜伏期 8—15 天，无前驱症状，突发高热，数小时内体温升至 39℃—40℃甚至更高。但患儿一般精神状态基本正常，仅有食欲不振，少数患儿发生倦怠、惊厥及前囟饱满。高热持续3—5 天，之后体温骤然下降，24 小时内退至正常，并不出汗，此时全身出疹。常伴枕后和颈部无痛性淋巴结肿大。皮疹通常先发生于颈部和躯干上部，以后逐渐在面部和四肢出现，但一般不发生在鼻部、颊及肘膝以下的部位，掌跖极少有皮疹，24 小时内皮疹全部出齐。皮疹为玫瑰色斑丘疹，直径为 1 mm—5 mm，周围有红晕，部分皮疹可融合成片，持续 1—2 天即完全消退，不脱屑，不留色素沉着。黏膜无显著炎症，鼻腔、咽部黏膜及结膜轻度发红。

（二）护理措施

① 流行期间，婴儿应避免去公共场所。

② 保持室内空气流通，避免风寒，防止外感。

③ 饮食宜清淡，富营养，易消化，多饮开水。

④ 发高热时应卧床休息，用冷湿毛巾贴敷头部，防止高热惊厥，多喝温开水。

⑤ 出疹时注意保持皮肤清洁卫生。

⑥ 发热期间饮食宜吃流质或半流质食物。母乳喂养的婴儿可继续喂哺,已添加辅食者可暂停几天,待热退后再按需喂养。可用甘蔗、马蹄(又名荸荠)、胡萝卜煎水代茶饮。热退疹出后,可用芦根 20 g 水煎后代茶饮。

⑦ 出疹时不必敷涂药物,不要刮痧,以免损伤皮肤而感染。

⑧ 疾病期间除适当给予抗病毒药物外,如有合并呼吸道感染及咽炎,可遵医嘱给予相关药物治疗。

二、婴幼儿秋季腹泻

婴幼儿秋季腹泻是一种由轮状病毒引起的急性肠炎,多发生于 6—12 个月的婴幼儿,4 岁以后少见。发病时间多在 9—12 月份,呈散发性或小流行,经粪——口传播,也可经呼吸道感染而致病。

(一)临床表现

起病急,常伴发热和咳嗽、流涕。病初即有呕吐症状,大便次数多、量多、水分多,呈黄色水样或蛋花样,常伴有脱水和酸中毒。本病为自限性疾病,一般持续 3—8 天,如及时治疗大多可较快痊愈。

(二)护理措施

① 提倡母乳喂养,避免在炎热的夏季断奶;不接触腹泻儿;添加辅食应循序渐进,切忌同时添加几种辅食或一种辅食增加过多;不要突然改变饮食内容;少吃富含脂肪的食物,要用新鲜的食材。

② 及时清洁食具、消毒奶具,注意手部卫生,勤洗手。

③ 加强户外活动,增强婴儿体质。

④ 不要滥用抗生素,抗生素对此病无效,相反可能产生副作用,延长腹泻时间。

第三节　乳牙生长

婴儿半岁后开始出牙,出牙会给婴儿带来一些不适。因此成人需要仔细观察与辨别,确定是出牙引起的不适,还是疾病的表现,必要时看医生。口腔是消化道的第一道关卡,婴儿大约 6 个月开始添加辅食后,随着乳牙的增加,可以帮助婴儿摄取更多的食物。牙齿的生长与维生素 D、钙和磷息息相关,牙齿主要由牙釉质和牙本质构成,牙釉质 96% 由钙和磷组成,而钙的吸收需要维生素 D 的帮助。因此,婴幼儿时期每天应补充维生素 D 和钙。此外,每天户外晒太阳也有助于牙齿的发育。每次喂奶或喂食后喂少量开水清洁口腔,2 岁以后帮助幼儿使用儿童牙刷和儿童牙膏,让他们学会自己刷牙,并养成自觉刷牙的好习惯,保持口腔卫生。

一、乳牙萌出的时间和顺序

一般情况下,婴儿在半岁左右萌出第一颗乳牙,2 岁半左右萌出全部乳牙,共 20 颗。乳牙的萌出有一定的时间和一定的顺序,最先萌出下中切牙,并且是一对,然后是上中切牙、侧切

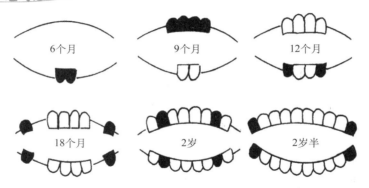

图 4-3　乳牙萌出时间和顺序

牙、磨牙等,它们萌出的时间和顺序如表 4-1 所示。

表 4-1　乳牙萌出的时间和顺序表

乳牙名	萌出月龄	牙总数
下中切牙(2 个)	5—10	2
上中切牙(2 个)、上下侧切牙(各 2 个)	6—14	8
第一乳磨牙(上下各 2 个)	10—17	12
尖牙(上下各 2 个)	18—24	16
第二乳磨牙(上下各 2 个)	20—30	20

　　由于每个婴幼儿的个体差异不同,其乳牙的萌出时间也有早有晚,一般相差时间在半年左右,即婴幼儿萌出第一颗牙最晚不应超过 1 岁,如超过 1 岁,就应到医院检查。

二、婴儿出牙过晚

　　如果婴儿超 1 岁还没萌出一颗乳牙,则为出牙过晚。常见原因如下:
　　① 与婴儿自身的营养状况和健康状况有关,如:佝偻病、呆小病等全身性疾病及营养不良都会影响乳牙的萌出。
　　② 与母亲孕期及哺乳期的营养状况有关,乳牙在胎儿时就开始生长发育了,如果孕妇营养不良就会影响到胎儿期乳牙的生长发育;哺乳期的母亲营养低下也会影响婴儿钙、磷的吸收,导致出牙过晚。
　　③ 还有一种罕见的疾病——先天性无牙畸形,这种患儿不仅表现在缺牙或无牙,而且还有其他器官的发育异常,如:毛发稀疏、皮肤干燥、无汗腺等。
　　④ 口腔中的一些肿瘤也可能引起出牙不利。
　　总之,婴儿过了 1 岁仍迟迟不出牙,应及时到医院就诊,必要时需拍片排除一些先天疾患,针对病因及时治疗。

三、婴儿出牙不适

(一)爱流口水

　　萌牙期间口水无法阻止,看护人需要不停地擦口水。应给婴幼儿戴上围嘴,防止衣服被口水浸湿。有的婴幼儿会得口水疹，嘴唇和脸颊周围皮肤发红，有红色小疹子出现。这是口水不断刺激婴幼儿柔嫩的肌肤造成的，婴幼儿感觉疼痛不适，烦躁不安。

应对措施：可以用柔软的、吸水强的毛巾或纸巾蘸干，不可用力擦拭。饭前、饭后、睡觉前用温水洗脸，并用温湿毛巾轻轻捂几秒钟。待脸部皮肤干爽后，涂上温和的润肤油即可。

（二）咬人、咬东西

长牙过程中的婴幼儿见到什么就咬什么，比如玩具、床栏杆、大人的手指，甚至乳房。似乎咬咬这些东西可以缓解长牙的痛痒。

应对措施：给婴幼儿准备一些偏凉、稍硬的东西，如：冰凉的黄瓜条、磨牙棒（环）等，帮助婴幼儿舒缓长牙的不适。

（三）不吃东西，乱发脾气

婴幼儿长牙不适的反应各不相同，有的婴幼儿能和平时一样进食；而有的婴幼儿没有食欲，连平时最爱吃的东西也不肯吃，还会乱发脾气。

应对措施：家长最好咨询保健医师，并给婴幼儿进行全面检查，当确诊是由于长牙所致时，应放松心态，用上文的应对措施缓解婴幼儿长牙不适。

每个婴幼儿的长牙不适持续时间不同，有的婴幼儿持续一两个月时间，有的婴幼儿可能在整个长牙过程都有不适表现。当婴幼儿不适感强烈时，可以戴上婴儿刷牙指套给他做牙龈按摩。按摩时能触摸到牙龈上浮肿的软组织所造成的隆起，可以轻轻地按，绝不能用力去擦，以免诱发感染。这个时候需要父母更加体贴和耐心地照顾婴幼儿，用爱帮助婴幼儿度过长牙期。

四、婴幼儿出牙与生病

婴幼儿出牙期间引起的症状应当做疾病来对待的情况有：

① 高烧。婴幼儿发烧至38℃甚至更高并持续24小时以上，就应当看做是感染了某种细菌的征兆。此时应该就医。

② 腹泻。腹泻严重可以引起脱水，此时应该给婴儿吃流质的食品。腹泻如果持续24小时以上，就应该看医生。

③ 耳痛。如果婴儿使劲拽耳朵，有可能是耳朵感染了疾病，应该立即看医生。

④ 呼吸道感染。出牙期间，婴儿出现低烧是正常的。但是如果不但发烧，还呼吸困难，那可能是呼吸道感染了疾病，应该看医生。

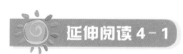

延伸阅读 4-1

2岁的幼儿为什么变得爱发脾气了

大多数婴幼儿发脾气的行为都发生在20个月左右，往往在父母或者照看者的要求与他的兴趣相冲突时发生此类情况。这个阶段幼儿想要更加独立，常常出现"我"、"我的"、"我要"，或"宝宝走"、"宝宝吃"等等词句，来表达自己的愿望与要求；或当照看者让婴幼儿做某件事时，他说出"不"、"不要"等语句，偏要与成人对着干，或按他自己的主意去做。

心理学家把这一时期称为儿童的"第一反抗期"。这是儿童心理迅速发展、自立、成熟的标志,是发展儿童自信心和独立性的大好时机。这时婴幼儿开始把自己从周围的人和事物中分离出来,认识了自己的东西和别人的东西的区别,认识了"我"和别人的关系。

应对措施:

这个阶段,转移注意力的策略不再奏效。成人首先应确保幼儿是安全的,然后站在他旁边,但不要一直盯着他。当幼儿的情绪平息后再靠近安慰他。此时幼儿可能筋疲力尽,也会不安,成人应给他安全感。

如果幼儿在不适当的时候提出要求,不要总对其说"不",可以改说:"这真是一个好主意,我们过一会再去拿好吗?"让幼儿感觉到成人重视他的要求,这样幼儿就不会那么频繁地乱发脾气了。在幼儿表现良好时,幼教人员或者父母应及时给予鼓励和赞扬。

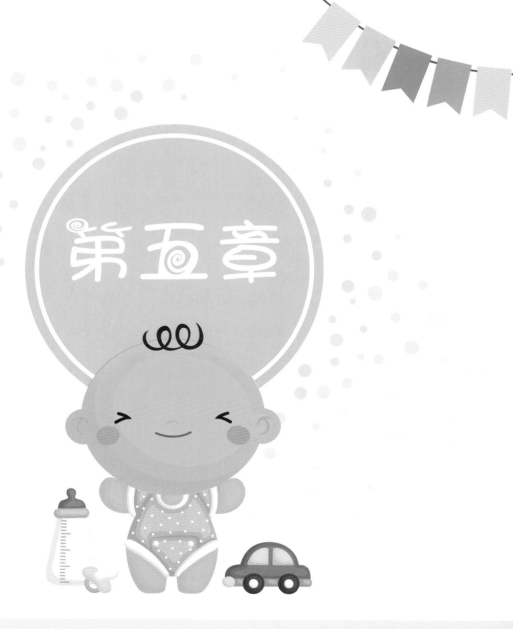

第五章

学习目标

1. 掌握新生儿正常生理反应。
2. 掌握婴幼儿各种常见疾病护理。

婴幼儿常见疾病护理

新生儿生理反应及处理
1. 生理性体重下降
2. 新生儿病理性黄疸
3. 新生儿月经
4. 新生儿乳房肿大

婴幼儿消化疾病护理
1. 婴幼儿呕吐
2. 婴幼儿便秘

婴幼儿五官疾病护理
1. 眼球正位
2. 疱疹性口炎
3. 鼻塞
4. 婴幼儿咽鼓管

婴幼儿营养障碍疾病护理
1. 营养不足
2. 婴幼儿单纯性肥胖
3. 佝偻病
4. 维生素 A、D 中毒
5. 营养素缺乏

婴幼儿呼吸疾病护理
1. 上呼吸道感染
2. 婴幼儿肺炎
3. 鉴别肺炎与感冒的方法
4. 其他疾病的"上感"表现

婴幼儿皮肤疾病护理
1. 颈部、腋下糜烂
2. 尿布疹
3. 脓疱疹
4. 脂溢性皮炎
5. 湿疹
6. 痱子

婴幼儿外科疾病护理
1. 疝气
2. 先天性喉喘鸣
3. 肠套叠
4. 发育性髋关节脱位

第一节　新生儿生理反应及处理

一、生理性体重下降

我国正常新生儿的平均出生体重为 3.20—3.30 千克。大多数新生儿出生后会出现生理性体重下降,3—4 天时达最低点,7—10 天左右可以恢复到出生时的体重,体重下降最多的可达 200—300 克。

（一）生理性体重下降原因

新生儿不能立即适应母体外的环境,多睡、少吃、吸乳不足,而肺和皮肤又蒸发大量水分,大小便的排泄也相当多,从而导致体重减轻。如果体重下降太多或 10 天以上尚不能恢复到出生时的体重,就应查找原因,分析是否由母乳不足、喂养不合理或患病等因素所致,以便及早采取措施。

（二）预防措施

新生儿生后及早授乳或喂水,体重下降可减少。

二、新生儿生理性黄疸

新生儿由于肝内葡萄糖醛酰转移酶不足及出生后大量红细胞被破坏,大多生后 2—3 天开始出现皮肤、巩膜黄染,4—6 天达高峰。足月儿 10 天左右消退,早产儿 2—3 周消退。除有黄疸外身体其他情况良好,则是正常生理现象,称生理性黄疸。但若生后 24 小时内出现黄疸,或持续时间超过正常期限,或黄疸较重,就要考虑为病理性黄疸,常见有新生儿溶血症、G‐6PD 酶缺乏、败血症、肝炎、先天性胆道畸形等,需及时到医院进行检查,并积极治疗。

三、女婴生理性阴道出血

有些女婴由于受母体内雌激素的影响,出生后一周内可出现大阴唇轻度肿胀,或阴道流出少量黏液及血性分泌物。我们称之为新生儿假月经,2—3 日即消失,不必进行任何处理。

四、新生儿乳房肿大

新生儿由于受母体内雌激素、孕激素、生乳素和催产素的影响,生后 1 周左右都有可能出现两侧乳房肿大现象,到生后 8—10 天最为明显,2—3 周后自然消退。有些婴儿还有乳汁分泌,乳量从数滴到 20 毫升左右,乳汁成分和母乳相似。这是一种常见的生理现象,一般 2—3 周后自行消退,不需要治疗。

（一）新生儿乳房肿大原因

主要是因为胎儿从胎盘接受母亲体内孕酮和催乳素两种内分泌激素的影响。

（二）处理措施

① 不能对新生儿乳房进行挤压、按摩,以免感染化脓。

② 若发现乳房除肿胀外还伴有红痛,局部或全身发热等表现,则可能为乳腺炎。这是由于细菌感染乳腺管造成炎症或者脓肿,多半因为挤压乳腺使闭塞的乳腺管与外面相通,局部皮肤不干净导致细菌进入。出现这种情况,应及时就诊,遵医嘱用抗生素治疗,必要时切开脓肿排脓。

第二节 婴幼儿呼吸疾病护理

上呼吸道感染简称"上感",主要指鼻、咽部等上呼吸道黏膜的急性炎症,包括鼻咽炎、鼻炎、咽炎、喉炎、扁桃体炎、鼻窦炎等。当多个部位同时受累发炎,则统称"上感",是婴幼儿的常见病。婴儿6个月以后从母体获得的抗体明显减少,而自身产生的抗体又不足,因此患"上感"的机会开始增加。"上感"一年四季均可发病,但以冬季和晚秋、早春季节多见。

引起"上感"的病原体很多,其中90%以上由病毒引起,已知病毒达150种以上;另一部分由细菌引起,而支原体、衣原体等引起的"上感"也常引起小流行。

(一)预防上呼吸道感染的措施

① 加强身体锻炼,增加户外活动,增强机体抗病能力。

② 讲究卫生,合理护理,根据气温变化为婴幼儿适当增减衣服;室内要定期通风换气,室温适宜,并保持一定湿度。

③ 在寒冬季节,尽可能不带婴幼儿去公共场所,以防交叉感染。

④ 家中或幼儿园有"上感"病人,应尽量与婴幼儿隔离;如患者不得已要与婴幼儿接触,应戴口罩,家中通风,保持室内空气清新。

⑤ 应用疫苗预防,从鼻腔内喷入或滴入减毒病毒疫苗,可以预防或减少"上感"的发生。

⑥ 室内定期用醋熏蒸,在疾病流行期可用板蓝根、金银花、菊花等煎服或代茶饮。

急性"上感"若治疗不及时或病儿体质弱,也可引起许多并发症,如:当感染蔓延到邻近器官可引起中耳炎、咽后壁脓肿、支气管炎、肺炎;感染通过血循环播散引起败血症、脓胸、脑膜炎;感染的毒素及变态反应,可发生风湿热、心肌炎、肾炎。因此,尽管"上感"不是一个严重的疾病,但却是百病之源,应积极治疗,并做好"上感"病儿的精心护理。

(二)上呼吸道感染的护理

① 发热患儿应保证有足够的休息时间。

② 保持室内空气清新,提高室内湿度,使其维持在55%—60%左右。

③ 保证患儿有充足的营养和水分,鼓励其多饮水,一般高热时宜给予清淡易消化、高营养、半流质饮食。

④ 如出现并发症,应及时就医。

⑤ 在流行期间,体弱儿和患有营养不良、贫血或患先天性心脏病的小儿尽量少到公共场所,以减少感染机会。

⑥ 在集体儿童机构中,应尽早隔离患儿;如有流行趋势,可用食醋熏蒸法将房间消毒。

⑦ 对反复发生呼吸道感染的患儿应加强体育锻炼,多进行户外活动;室内外温差不宜过大,穿衣要适当不宜过多,以逐渐适应气温的变化,避免过热或过冷。

肺炎是小儿常见的下呼吸道疾病,尤其是两岁以下的婴幼儿,多在冬春两季发病。小儿得了轻型肺炎,不一定都要住院治疗,按时服药、合理护理是肺炎痊愈的关键。

护理措施:

① 保持室内空气新鲜:室内要定时通风,但要避免对流风;人不要太多,不能在室内吸烟。

② 保持合适的室内温度、湿度:肺炎多发生在冬季,应设法保持室温在 20℃ 左右;北方冬季气候比较干燥,居室又有暖气,为了保持一定的湿度,可以在暖气上放一盆水,同时可经常用湿墩布擦地,使居室内空气湿润些,这些措施可以使患儿痰液稀疏,容易咳出。

③ 供给营养丰富、易消化的清淡饮食:可根据患儿食欲、消化情况,给予配方奶、豆浆、粥、烂面条、蛋糕等,发热时应以流质食物为主,热退后改为半流质或软饭。患儿因发热、咳嗽、呼吸较快,流失水分较多,特别要注意少量多次喂水。

④ 保持环境安静、保证患儿休息:除必要的喂奶、喂水、喂药、换尿布外,应尽量让患儿休息。减少患儿烦躁、哭闹的各种因素,以免增加氧气的消耗而加重病情。

⑤ 保持合适体位:应让患儿侧卧,有气喘时可将枕头垫高些,有喘憋时最好在床上半躺半卧,这样可以减轻患儿喘憋现象。如果平躺,体内大量的血液就会流向胸腔和肺部,使肺部血液循环缓慢,发生淤血,影响炎症的吸收。患儿咳嗽时可轻拍其背部,这样不仅能使肺部和支气管内的痰液松动,容易咳出,同时可促进心肺部的血液循环,有利于炎症的吸收。

三、肺炎与上呼吸道感染的鉴别

婴幼儿肺炎起病急、病情重、进展快,是威胁婴幼儿健康乃至生命的疾病。但有时它又与婴幼儿上感的症状相似,容易混淆。因此,有必要掌握这两种婴幼儿常见病的鉴别知识,以便及时发现婴幼儿肺炎,及时就诊。

(一)测体温

婴幼儿患肺炎大多会发热,而且多在 38℃ 以上,持续 2—3 天以上不退,如用退热药只能暂时退下来。婴幼儿上呼吸道感染也发热,但是一般在 38℃ 以下,持续时间短,用退热药效果比较好。

(二)观察咳嗽情况及呼吸次数

婴幼儿患肺炎大多有咳嗽或急喘,且程度较重,常引起呼吸增快或困难。可在婴幼儿安静时观察其胸腹起伏并记次数,用时 1 分钟。当 0—2 月婴儿呼吸次数≥60 次/分(小于 2 个月需数 2 次,2 次均≥60 次/分),2—12 个月婴儿呼吸次数≥50 次/分,1—3 岁婴幼儿呼吸次数≥40 次/分,均可判断为呼吸增快。上感和支气管炎引起的咳嗽一般较轻,不会引起呼吸困难。

(三)呼吸困难症状

婴幼儿患肺炎时会憋气,两侧鼻翼翕动,口唇发绀,提示病情严重,切不可拖延。上感不会出现上述呼吸困难症状。

(四)观察精神状态

婴幼儿患肺炎时,精神状态不佳,常烦躁、哭闹不安,或昏睡、惊厥等。婴幼儿上呼吸道感染时,一般精神状态较好。

(五)食欲

婴幼儿患肺炎时食欲差,常因憋气而哭闹不安。婴幼儿上感,食欲正常,或食量减少。

（六）睡眠

婴幼儿患肺炎后，多睡易醒，爱哭闹，夜里有呼吸困难加重的趋势。婴幼儿上呼吸道感染时，睡眠较正常。

（七）听

婴幼儿安静或睡着时，在其脊柱两侧胸壁仔细倾听。肺炎患儿在吸气末期会听到"咕噜咕噜"般的声音，称之为细小水泡音，这是肺部发炎的重要体征。婴幼儿上呼吸道感染不会有此种声音。

四、急性上呼吸道感染与其他疾病的鉴别

急性上呼吸道感染是婴幼儿的常见多发病，主要症状是发烧、流涕、打喷嚏、咳嗽，还可伴有腹疼、腹泻、呕吐等消化道的症状。有一些其他疾病也表现出上述的症状，所以应仔细鉴别。

（一）某些出皮疹的传染病

麻疹、风疹、幼儿急疹、水痘等在开始发病时也有一些呼吸道感染的症状，但经过1—3天会有皮疹出现。所以婴幼儿呼吸道感染，要注意查看全身皮肤有没有皮疹，如有皮疹应及时就医。

（二）流感

流感是由流感病毒引起的，其实它也是一种"上感"，但有明显的流行趋势，常常是同室、同幼儿班很多人相继发病，咳嗽流涕的症状不一定很重，但全身症状明显，如：高热、全身酸痛、头疼等。

（三）消化道疾病

因为婴幼儿上感可以出现腹疼、腹泻、呕吐等消化道症状，有时会被误认为是患了肠炎。但婴幼儿肠炎引起的呕吐、腹泻比上感的腹泻严重得多，常会出现脱水，而且多数没有流涕咳嗽等感冒症状。秋季腹泻有"上感"症状，但它特殊的发病季节（秋、冬季）、水样大便和很快出现脱水的症状与"上感"完全不同。

（四）过敏性鼻炎

有些婴幼儿一遇到冷空气或其他一些原因就连续打喷嚏、流清鼻涕，没有发热、咽疼、咳嗽等不适，尤其对过敏体质的婴幼儿，要去耳鼻喉科诊断一下是否患过敏性鼻炎，因为两者的治疗方法是不同的。

第三节　婴幼儿消化疾病护理

一、呕吐

婴儿呕吐是指胃内物和一部分小肠内容物在消化道逆行而上自口排出的反射性动作，是消化道机能障碍的一种表现。婴儿吃奶后出现吐奶，常见的原因包括生理因素、喂养不当，以及其他导致腹内压增高的因素。婴儿吐奶一般分生理性呕吐和病理性呕吐两种。

（一）生理性原因

新生儿的胃呈水平位置,食道下端收缩力弱,胃出口收缩力强,胃容量小,如吸入的奶量过多或速度过快,吞入气体较多或过多翻动婴儿(如：换尿布)等,都会引起吐奶,但吐奶量不多。此属生理现象,不影响生长发育,随着婴儿长大,这种现象会消失。

（二）病理性原因

婴儿吐奶病理性原因很多,如：呼吸道感染、肠炎、消化道畸形等,这些情况下吐奶一般较厉害,量多,有时呈喷射状,这时候应及时到医院就诊。

（三）预防措施

① 抱着婴儿喂奶,喂饱后抱起婴儿轻轻拍背,令其打嗝,排出空气,可减少吐奶症状。人工喂奶者,注意奶孔大小,喂奶速度要合适。

② 应用斜坡形婴儿床可以减少婴儿呕吐。床斜坡高为 10 cm,角度为 30°。婴儿喝奶后,睡于斜坡形婴儿床上,取平卧位或侧卧位,头偏向一侧；头部置于斜坡高位,使婴儿上半身抬高 30°；枕部、胸背部逐渐高于上腹部 4—5 cm,让婴儿胃内液体因重力作用而集中在胃肠内低处,不易发生逆流而导致吐奶现象。

二、便秘

便秘是指大便干燥坚硬、秘结不通、排便次数减少,经常要三至五天或更长一些时间才能大便一次,或想大便而排不出。便秘既可作为一种独立的疾病,也可继发于其他疾病的过程中。本病在婴幼儿中发病率较高,一年四季均可发病。

（一）便秘原因

① 用牛奶喂养婴儿,牛乳中酪蛋白含量多,可使大便干燥。

② 婴幼儿食物摄入量不足或食物过精,含纤维素少,造成消化后残渣少、粪便减少,不能对肠道形成足够的排便刺激,以致粪便在肠管内停留时间过久也可形成便秘。

③ 某些疾病,如：肛门狭窄、肛裂、先天性巨结肠、发热等均可发生便秘。

（二）处理及预防措施

① 如果婴幼儿三天以上没有解大便,表现出哭闹、烦躁,可以试试以下三种方法：

● 将肥皂削成长约 3 厘米、铅笔粗细的肥皂头(尖端要细一些),塞入婴儿肛门。

● 用"开塞露"塞入婴儿肛门后将药水挤入肛门,取出塑料管后,轻轻捏住肛门口,以免药水尚未发挥作用时,由于直肠内压力过高,将开塞露药液喷出。此种方法通便效果好,但不要常用。

● 操作者的小指戴上橡皮指套,涂上润滑油,伸入婴儿肛门,通过机械性刺激引起排便。

② 预防便秘方法：

● 如用牛奶喂养婴儿,在牛奶中加入适当的糖(5％—8％的蔗糖)可以软化大便。

● 注意给婴儿添加新鲜果汁、蔬菜水、菜泥。

● 给婴儿的食物不宜过精,应吃一些纤维素较多的食物,如：圆白菜、玉米、莴苣等,便于形成大便。

● 要训练婴幼儿定时排便的良好习惯,习惯一旦形成,即使粪便不多,时间因素作为一种刺激也会产生排便行为。

③ 注意：不能给婴幼儿服用泻药,服用泻药后可能会导致腹泻。

第四节 婴幼儿皮肤疾病护理

一、颈部、腋下糜烂

由于婴幼儿皮肤细嫩,颈部、腋下,还有大腿根部等皮肤褶皱处通风有限,而被湿热所刺激,相贴的皮肤面相互摩擦造成局部出现充血性红斑,以后表皮糜烂,甚至出现渗液或化脓,有臭味,但糜烂面往往不再扩大至暴露的皮肤。婴儿常伴烦躁、哭闹、喝奶量减少。

护理措施:

① 注意婴幼儿皮肤褶皱处的清洁护理。每天洗澡时,将皮肤褶皱扒开清洗干净,用柔软的干毛巾将水分吸干,保持通风、干燥。

② 扑些婴幼儿专用的爽身粉,注意爽身粉不宜扑得过多,否则易遇湿结块,更刺激皮肤,而且扑粉过多易使婴幼儿吸收过多化学物质,有损健康。

③ 如果婴儿颈部、腋下发生糜烂,可用4%硼酸液湿敷,或用含有硼酸的氧化锌糊剂外涂。

二、尿布疹

(一)臀部患尿布疹的原因

1. 潮湿

婴儿小便后,如果没有及时更换尿布、清洗臀部,臀部又湿又热,加上尿液的刺激,就会引起尿布疹。

2. 对化学物质过敏

有的婴儿对一次性纸尿裤或清洗尿布的洗涤剂等化学物质产生过敏而导致尿布疹。

3. 添加新辅食

婴儿开始添加辅食或尝试一种新食物时,大便成分发生改变,也有可能导致尿布疹。

4. 皮肤感染

婴儿裹着尿布的地方温度和湿度都高,正好适合细菌和真菌的生长,特别是在皮肤破损或皱褶的部位,很容易感染细菌或真菌。由于细菌的作用增加了尿布区的 pH 值,使粪便中的蛋白酶、脂肪酶等酶的活性增加,从而刺激臀部尿布疹的发生。

(二)尿布疹的预防

1. 选好尿布

可以用旧软布做尿布,但外面不要垫塑料布。棉尿布应清洗干净,开水煮沸消毒后再晾干备用。纸尿裤应选择吸收力强、透气性能好的。研究证明,使用合适的一次性纸尿裤,尿布疹的发生率和严重程度要比棉尿布低。

2. 注意清洁

给婴儿换尿布前,要用清水和肥皂洗手,避免手上的细菌污染尿裤或将细菌带到婴儿身上。

3. 勤换尿布

防止婴儿长时间穿着又湿又潮的尿裤,避免粪便和尿液浸渍的尿布与皮肤摩擦而发生破溃。每次更换干净尿裤前或排便后,要用温水清洗婴儿臀部,并涂抹润肤露,以滋润肌肤,减少臀部与尿液的接触机会。

4. 让臀部皮肤有自由呼吸的机会

每天应让婴儿臀部有一定时间接触空气和阳光,使肌肤能自由自在地呼吸。

5. 加强婴儿肛门的护理

婴儿大便后,要用细软的卫生纸擦干净,或用细软的纱布蘸水轻洗,涂些油脂类药膏,以防尿布疹。臀部不要涂爽身粉,因为粉剂吸收水分会结块,不仅局部仍然潮湿,而且爽身粉对皮肤也会形成刺激,增加感染机会。

(三)尿布疹处理措施

1. 臀部抹药

如果尿布疹较轻,只有红斑,没有糜烂,可用复方炉甘石洗剂;如果出现红疹和水泡,可用3%—5%鞣酸软膏局部涂抹;有糜烂和渗出时,用3%硼酸溶液或醋酸铝溶液湿敷。

2. 台灯照射臀部

可以用带有红外线功能的台灯照射婴儿臀部,每天照射 1—2 次,每次 15 分钟;还可以用普通的 40 瓦灯泡照射,距离婴儿臀部 30—50 厘米,每次 30—60 分钟。照射时要保持一定距离,有专人守护,避免婴儿烫伤。

3. 让臀部接触空气

每次为婴儿洗完臀部后,婴儿光着臀部晾一会儿,患处直接接触空气可以加快尿布疹好转的速度。

4. 臀部擦香油

芝麻有清热的作用,制成油后有滋润、润肠、护肤的作用。将 10 毫升左右的香油放入锅中,烧热后关火,晾凉,倒入干净的瓶中。用香油涂在红臀处,能形成保护膜;如果是由腹泻造成的尿布疹,可在婴儿便后涂抹在肛门周围。注意不要涂太多,以免阻塞毛孔。如果婴幼儿皮肤溃烂,则不能用此法。

三、脓疱疹

脓疱疹(新生儿脓疱病)是由金黄色葡萄球菌、链球菌感染所致的急性脓性皮肤病,多发生在气温高、湿度大的夏季。婴幼儿皮肤娇嫩,防御能力差,常易破损或被汗水腌破,细菌乘虚侵入,发生脓疱疹。脓疱疹可发生在身体任何部位,多见于面部、四肢、颈部、腋下、大腿根部、腹部皮肤皱褶处。婴幼儿发病后可相互传染,易造成流行。

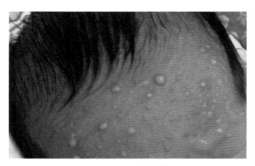

图 5-1 脓疱疹

(一)主要症状

① 疱疹大小不同,一般最小如小米粒,大的如黄豆。

② 疱疹内有黄色液体,疱疹壁很薄,破后流出黄水,内有很多细菌。

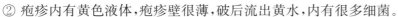

③ 黄水流过的皮肤就会出现新的脓疱,蔓延成更大范围,细菌进入血中可引起败血症,危及生命。

(二)防治及护理

① 预防脓疱疹的方法是保持皮肤清洁,勤换内衣,做到天天洗澡,天热时每天可以洗数次澡。

② 平时要注意仔细察看皮肤,如发现脓疱疹,即使很少,也要引起重视,用络合碘消毒周围皮肤并及时看医生。

③ 如婴幼儿有全身症状,如:发热、烦躁不安、吃奶不好,应及时住院治疗。

四、脂溢性皮炎

小儿脂溢性皮炎是一种有特殊分布的红斑鳞屑性皮肤病,具体病因尚不明确,一般于出生后3—4周发病。皮肤表现为边缘清楚的淡红色斑疹,表面覆以灰黄或棕黄色油腻性鳞屑和痂皮,好发于婴儿头颅、前额、双眉、鼻翼凹、耳后等处。头皮损害较重者,可形成层层黄痂,容易继发细菌感染。除头部外,周身无症状,基本上不痒,与婴儿湿疹不同。湿疹为斑状丘疹,好发于面颊、额、胸、肘及腋窝等处,伴剧痒及周身不适。当然,脂溢性皮炎若病程超过2个月,可与湿疹并存。

处理措施:

头皮上的污痂皮及鳞屑不能用肥皂水洗,注意不要撕揭痂皮以免感染。可用含2‰水杨酸的花生油或烧开后保存待用的植物油轻轻抹数次,而后涂以含抗生素或含激素的软膏,如:醋酸氢化可的松软膏、3‰的硫黄软膏、3‰白降贡软膏等;口服维生素 B_1、B_6 或复合维生素 B 等亦有好处。注意勿擦破皮肤。

五、湿疹

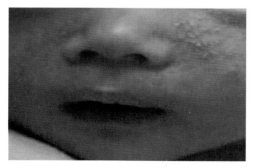

图 5-2　湿疹

婴儿湿疹俗称"奶癣",是一种常见的、由内外因素引起的一种过敏性皮肤炎症,皮肤有红色皮疹或红斑,或伴有流水、糜烂、结痂、瘙痒。婴儿皮肤发育尚不健全,最外层表皮的角质很薄,毛细血管网丰富,内皮含水及氧化物比较丰富,故容易发生过敏反应。

(一)婴儿湿疹原因

① 乳母接触致敏因素或吃了某些易导致过敏的食物,通过乳汁致婴儿产生湿疹。

② 过量喂养而致婴幼儿消化不良。

③ 婴幼儿吃糖过多,造成肠内异常发酵。

④ 肠寄生虫。

⑤ 强光照射。

⑥ 肥皂、化妆品、皮毛化纤、花粉、油漆的刺激。

⑦ 遗传因素。

(二)湿疹预防

① 婴幼儿如患湿疹,乳母应暂停吃引起过敏的食物。

② 避免过量喂食,防止消化不良。

③ 如系配方奶过敏,改用低敏配方奶粉。

④ 如系婴幼儿对某些食物过敏,可开始吃少量,再慢慢加量,使小儿逐渐适应。吃鸡蛋时,试着单吃蛋黄,不吃蛋白,必要时可选用植物蛋白质食物。

⑤ 食物中要有丰富的维生素、无机盐和水,糖和脂肪要适量,少吃盐,以免体内积液太多。

（三）护理措施

① 婴儿衣物及包被应选择柔软、清洁、刺激性小的棉质物品。

② 母乳喂养者,应嘱咐母亲少食高蛋白及腥发之品。

③ 母乳喂养、低抗原性配方奶、延迟添加辅食、高风险食物回避可以减低婴儿特异性湿疹和食物过敏的发生率。

④ 局部用药可提高皮肤黏膜的吸收能力,抑制组织的非特异性炎症,促进皮疹消退,提高机体的免疫功能。橄榄油按摩全身皮肤,可促进血液循环,减轻皮肤干燥而引起的瘙痒,且没有任何毒副作用。

（四）日常护理中注意事项

① 湿疹期间婴幼儿不接触碱性大的肥皂,尽量少用肥皂洗浴,而应直接用清水洗。除用适用于婴儿的护肤油外,不用任何护肤品。

② 不穿化纤、羊毛衣服,以柔软浅色的棉布为宜,衣服要宽松,不要穿盖过多。

③ 为避免婴幼儿抓破皮肤发生感染,用软布包裹其双手,松紧适宜,勤观察指端肤色是否正常。

④ 头皮和眉毛等部位结成的痂皮,可涂消毒过的橄榄油,第二天再轻轻擦洗。

⑤ 在湿疹发作时,不进行预防接种,以免发生不良反应。

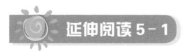

延伸阅读 5－1

“肤轻松”等激素类药膏能随意使用吗

湿疹可使小儿奇痒难忍、夜不成眠、烦躁不安。药物治疗有一定效果,必要时可在医生指导下使用消炎、止痒、脱敏药物,切勿自己任意使用“肤轻松”等激素类药膏。因为这类药物外用过多会被皮肤吸收带来副作用,长期使用还会引起局部皮肤色素沉着或轻度萎缩。患儿停药后,往往会复发,如因瘙痒而影响睡眠时,可请医生开点镇静药。如果湿疹化脓感染或小儿因此发热时,应及时去医院诊治。

六、痱子

痱子亦称粟粒疹,包括白痱、红痱、脓痱及深痱,主要是在夏季高温潮湿环境下,出汗不畅时发生的丘疹、丘疱疹、小水疱性皮肤病,多发于婴幼儿及肥胖儿。皮损为密集而不融合的针头大小丘疹或丘疱疹,轻度瘙痒,灼热刺痛。好发于婴幼儿头面、颈项、胸背及肥胖儿

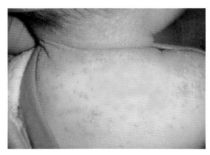

图 5-3　痱子

皮肤皱襞处。

（一）痱子分类及表现

1. 白痱

白痱表现为泛发的针尖至针帽大小、半透明小水泡，疱周无红晕，疱壁薄，轻擦即破，干后遗留极薄的细小鳞屑，无自觉症状。病程短，有自限性。常见于新生儿，最早可发生在出生后第 2 天。好发于颈部、躯干。

2. 红痱

红痱表现为密集的针头大小的红色丘疹或丘疱疹，周围轻度红晕，常成批出现，自觉轻度灼热及刺痒。轻者数日即愈，重者继发感染，如：毛囊炎、疖或脓肿。一般发生在出生 1 周后的婴儿，也常见于儿童。除掌跖外可见于身体的任何部位，尤以额、颈、躯干等处为甚。

3. 脓痱

脓痱多由红痱发展而来，表现为顶端针头大小、浅表性小脓疱。常见于小儿头、颈项及皮肤皱襞处。细菌培养为阴性。

4. 深痱

深痱多见于热带地区。反复发生红痱者，表现为密集的与汗孔一致的非炎性、深在性丘疱疹。出汗时皮疹增大，好发于躯干和面部。

（二）护理措施

1. 起居护理

① 酷暑季节保持环境通风，避免穿堂风，睡眠应在阴凉处。

② 衣着宜宽大透气，要勤沐浴和更换衣物，沐浴后保持皮肤干燥。

③ 小儿睡眠时易出汗，应及时抹干，经常给小儿翻身。盛夏闷热时，不要经常把婴幼儿抱在怀里或背在背上，会增加婴幼儿的体温与出汗量。

④ 可用明矾 15 g 加入温水中溶化洗澡，每天 2—3 次。

⑤ 忌用热水、肥皂洗患处，避免婴幼儿自己搔抓。

2. 饮食护理

① 饮食以清淡为主，适时进服清凉饮料、清凉食物，如：西瓜、冬瓜汤、绿豆汤等，以解暑降温。

② 调理方法：绿豆 50 g、薄荷 1 g，煎汤加糖适量，代茶饮；金银花或地骨皮适量，煎汤加糖适量，代茶饮。

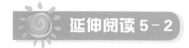
延伸阅读 5—2

痱子和湿疹的区别

豆豆最近几天额头上起了不少小红点，奶奶说可能是给宝宝穿多了，所以宝宝长痱子了；外婆说可能是这两天吃了海鲜，导致宝宝过敏长湿疹了。看着又像痱子又像湿疹的红点点，对养育者来说，区分它们，合理护理非常重要。

1. 原因不同：痱子是由于汗孔阻塞引起的。湿疹引发的原因众多,且不稳定。常见引起湿疹的原因有：进食诸如鱼、虾、蛋、牛、羊肉等;吸入花粉、尘螨、羊毛等;病灶感染;扁桃体炎等;生活环境中的日光、炎热、干燥等;接触化学物质,如：化妆品、肥皂等;消化不良、胃功能失调、新陈代谢失常等。从原因来看,痱子是短暂性疾病;湿疹是一种常见的、由内外因素引起的一种过敏性皮炎,呈现长期慢性病程。

2. 发生时节不同：痱子多发生在炎热的夏季。湿疹则不分季节,四季均可发生,但常常在冬季复发或加重,具有渗出性,易反复发作,病程长。

3. 发生部位不同：痱子时常出现在颈、肘窝、胸背、腘窝等地方,婴幼儿可发生在前额、头部等出汗多的地方。湿疹则可以出现于任何地方,时常发生于前额、眉弓、面颊部、耳后等地方。

4. 症状不同：痱子是汗腺的轻度炎症反应,起初时皮肤呈现发红,随后出现针头大小的红色丘疹、丘疱疹,密集成片状,有些丘疹呈脓性表现。湿疹初始为散发或群集的小红丘疹或红斑,有黄白色鳞屑及痂皮。

5. 皮疹表现不同：气温降低,痱子就没了;气温升高,痱子又来了。夏天的热浪是一阵接一阵的,痱子也会一批又一批地出现。湿疹是随着温度的升高会红一点,但并不会随着温度的降低而消退。

第五节 婴幼儿五官疾病护理

一、眼科疾病

(一)倒睫

正常的睫毛对眼球具有保护作用,它可以阻挡风沙、灰尘对眼球的侵袭,但如果睫毛内倒,医学上称为倒睫。

1. 引起倒睫原因

① 婴儿脸比较圆,两颊部丰满,鼻根部扁平,眼间距宽,下眼睑皮肤内卷,眼睫毛易向眼球方向生长,形成倒睫。

② 婴幼儿患结膜炎和哭闹时,喜欢揉眼睛,引起眼睑痉挛,形成倒睫。

2. 倒睫表现

倒睫主要发生在下睑内侧。睫毛较柔软,对角膜损害不太大,轻度的下睑内翻会随年龄的增长、面部的发育而逐渐自愈。小部分不能自愈的,会对角膜产生危害,还可以引起视力下降,需要眼科医生诊治。

3. 倒睫护理措施

① 可将眼药膏涂在睫毛上,以避免睫毛擦伤眼睛,每日3—4次。

② 婴儿有了倒睫,注意不要随便用镊子拔睫毛,因为可能会被细菌感染,拔睫毛时还有可

能碰伤眼球。

（二）麦粒肿

麦粒肿又名睑腺炎，就是人们常说的针眼，是外眼部的化脓性感染。

1. 麦粒肿的表现

麦粒肿和皮肤长疖子一样，起初局部充血、肿胀、热疼，当炎症进展到一定程度会出现化脓，红肿中心发白、凸起，成熟后即破溃排脓，一般排脓后即愈合。

2. 治疗及护理措施

① 麦粒肿多数由化脓性细菌引起，严重感染遵医嘱应用抗生素，一般局部点眼药水及眼药膏消炎，同时可进行局部热敷来促进成熟化脓。

② 不能用手挤压麦粒肿，应顺其自然，等待脓肿成熟再排脓。因为挤压可能会将脓及细菌挤入脑血管，引起致命的海绵窦栓塞及脑膜炎。

③ 特别大的麦粒肿需要去医院切开引流排脓。

④ 注意不要让婴幼儿用手揉眼睛，让其多饮水，吃易消化食物。

（三）假内斜视

有的孩子鼻梁较低，眼距较宽，内眼角一侧的眼睑挡住了部分白眼球，看起来好像黑眼球向中间偏移。成人常常怀疑这些孩子对眼，也就是内斜视。其实，这在医学上叫内眦赘皮，并不是真正的内斜视。随着小儿长大，鼻梁长高，内眦赘皮就会逐渐消失。

（四）斜视

正常情况时，双眼注视前方时，两个眼球都处于眼裂的正中。当一个眼球偏向一侧，致两眼不对称时，称斜眼，医学上称斜视。

1. 斜视对婴幼儿的影响

① 斜视影响婴幼儿的视觉功能，还可形成复视。当眼睛斜视后，通常不用这只斜视眼看物品，时间一久，就会引起斜视眼的视力下降；另一只眼睛的视线偏斜在目标的一边，使两只眼睛看东西不一致，一个物体被看成两个，从而形成复视。

② 斜视还直接影响婴幼儿的外貌。斜视患儿常被同伴讥笑，易引起幼儿的苦恼，从而导致一系列心理上的反常。

2. 处理措施

当婴儿出生 6 个月后，就要注意婴儿的眼睛是否有斜视，一旦发现应及时治疗。

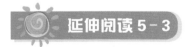
延伸阅读 5-3

（一）眼球正位表现

一般看黑眼球两侧露出的白眼球是否一样多，如两侧白眼球相当，眼球就是正位的，没有斜视。

（二）判断真、假斜视的方法

用角膜映光法：将手电距小儿眼约33厘米，照在鼻梁处，如反光点在瞳孔处，即无斜视；如反光点偏向瞳孔外侧，即内斜视。

二、口腔疾病

（一）鹅口疮

鹅口疮又名雪口病，为白色念珠菌感染所致。多见于新生儿和营养不良、腹泻、长期应用广谱抗生素或激素的患儿。使用污染的奶具、哺乳时乳头不洁可致新生儿感染，亦可经产道感染。

1. 鹅口疮表现

新生儿口腔颊部、舌、上腭、唇内和咽部黏膜上黏附着乳白色斑点，重的融合成片，擦去后则露出粗糙发红的黏膜。

一般无全身症状，如感染向下蔓延，会引起食管炎，可出现呕吐，严重的会影响食欲。抵抗力差时，可蔓延到胃肠，引起霉菌性腹泻，严重者可发生肠道溃疡及穿孔。向下呼吸道蔓延可引起霉菌性肺炎。这些情况虽较少见，但需提高警惕。

2. 防治及护理

治疗可用制霉菌素研成粉末用凉开水调匀，用棉签涂抹在口腔内所有黏膜上。在喂奶后使用，以免奶液将药物冲掉。每4小时用药1次，每天3—4次。直到白色斑点消失后再用1—2天。同时每次喂奶后要煮沸消毒奶具，母亲喂奶前要清洗奶头，防止重复感染。

（二）疱疹性口炎

疱疹性口炎为单纯疱疹病毒Ⅰ型感染所致，多见于1—3岁婴幼儿，发病无明显季节性差异。

1. 疱疹性口炎表现

常好发于颊黏膜、齿龈、舌、唇内、唇红部及邻近口周皮肤。起病时发热可达38℃—40℃，1—2天后，上述各部位口腔黏膜出现单个或成簇的小疱疹，直径约2 mm，周围有红晕，迅速破溃后形成溃疡，有黄白色纤维素性分泌物覆盖，多个溃疡可融合成不规则的大溃疡，有时累及软腭、舌和咽部。由于疼痛剧烈，患儿可表现拒食、流涎、烦躁，常因拒食啼哭才被发现。体温在3—5天后恢复正常，病程约1—2周。所属淋巴结常肿大并有压痛感，可持续2—3周。

2. 鉴别

本病应与疱疹性咽峡炎鉴别，后者疱疹主要发生在咽部和软腭，有时见于舌，但不累及齿龈和颊黏膜，此点与疱疹性口腔炎迥异。

3. 防治措施

① 保持口腔清洁，多饮水，以微温或凉的流质食物为宜，避免食用刺激性食物。

② 局部可喷晒西瓜霜、锡类散等；疼痛严重者可在餐前用2%利多卡因涂抹局部；发热时可用退热剂。

（三）溃疡性口炎

溃疡性口炎主要是由链球菌、金黄色葡萄球菌、肺炎链球菌、绿脓杆菌或大肠杆菌等感染引起的口腔炎，多见于婴幼儿。常发生于急性感染、长期腹泻等机体抵抗力降低时，口腔不洁更利于细菌繁殖。食物过于精细、维生素B类不足也会致病。如果反复溃疡，则应考虑锌摄入不足。

1. 溃疡口腔表现

口腔各部位均可发生，常见于舌、唇内及颊黏膜处，可蔓延到唇及咽喉部。开始时口腔黏膜充血水肿，随后形成大小不等的糜烂或溃疡。婴幼儿流涎、拒食、烦躁，伴发热，体温可达

39℃—40℃,局部淋巴结肿大,白细胞总数和中性粒细胞增多。

2. 防治措施

① 食物不要过于精细,注意补锌。目前为止,世界各国对锌的检查尚没有一个权威、准确的方法。因此,多用实验治疗方法,如果怀疑婴幼儿缺锌,就给婴幼儿补一个月的锌。如果补锌一个月后食欲好转,可能确实是缺锌了,则继续补锌两个月。基本上三个月才可以把缺的锌补上。锌在肌红蛋白里含量最高,比如牛肉、猪肉、肝脏、坚果。要注意的是,坚果颗粒较小,容易呛入气管,需要把坚果磨成粉再给婴幼儿吃。

② 做好口腔清洁及局部处理,溃疡面涂5%金霉素鱼肝油、锡类散等。注意水分和营养的补充。

③ 全身症状轻者约一周左右体温恢复正常,溃疡逐渐痊愈;严重者需及时就医,控制感染,遵医嘱使用抗生素。

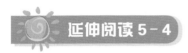 延伸阅读 5-4

锌的功能

① 参与一百多种酶的合成,与婴幼儿生长发育有密切关系。

② 锌参与很多新陈代谢及抗体的形成,第三味蕾分泌味元素会有锌的参与,如果锌不足,孩子口里无味,会出现厌食现象。

③ 锌在皮肤、黏膜组织里都有很多,缺锌会出现皮肤溃烂,而且口腔会反复溃疡,皮肤被蚊虫叮咬后不易好。

④ 由于缺锌,导致孩子味觉异常,出现异食症,比如有些孩子爱吃墙皮、炉灰等,出现这些情况,应考虑孩子体内是否锌不足。

三、鼻塞及打鼾

(一)鼻塞

鼻塞是婴幼儿期呼吸道疾病常见症状之一,现代医学发现,由于婴幼儿鼻腔相对狭窄,位置较低,鼻腔发育不成熟,鼻黏膜柔嫩且血管丰富,易受冷热空气刺激而导致鼻黏膜充血水肿、分泌物增多,从而导致鼻塞。各种病原体的侵袭也易引起感染,感染时鼻黏膜肿胀,黏膜分泌,婴幼儿不能及时有效清理鼻腔分泌物,使其较长时间滞留在鼻腔,易造成堵塞,导致呼吸困难或张口呼吸,并且常继发细菌感染,使病情加重,疗程延长。

2个月内的婴儿即使不感冒,也经常因鼻塞而造成呼吸不畅。鼻塞常见于普通感冒、急性鼻炎、过敏性鼻炎、增殖体肥大,也可见于支气管炎、肺炎等。鼻塞轻者鼻腔呼吸不畅,偶有张口呼吸,睡眠不安,哭闹不止,吃奶困难;重者睡眠伴鼾声,并全日张口呼吸,影响睡眠质量,严重者可导致呼吸困难甚至脑缺氧。

1. 防治措施

对于婴幼儿鼻塞,目前临床上尚无适合的药物进行对症治疗。西医治疗多给予具有收缩血管成分的滴鼻剂滴鼻，或口服抗组胺、伪麻黄素药物以减轻症状，但久用可反跳性充血导致药物性鼻炎及其他并发症。因此其应用时间及浓度有严格要求，尤其用于婴幼儿时受到严格限制。

2. 一般护理措施

① 婴幼儿鼻塞厉害时，可用热毛巾敷鼻部，鼻黏膜遇热收缩后，鼻腔会比较通畅，同时黏膜的分泌物也容易水化流出。

② 使用盐水鼻腔喷雾器，每日2—3次，待鼻垢软化后，将其擤出；在房间里煮开水或使用加湿器，制造水蒸气，鼻子会通畅些；也可用棉签蘸橄榄油、香油通鼻子，用橄榄油时要注意有无过敏反应。

③ 如果看到婴幼儿鼻内有阻塞物或分泌物，可用无菌棉花棒，先蘸点温凉开水润湿后，伸入鼻孔内（勿超过2厘米）将分泌物取出。切忌过分深入鼻腔内，鼻腔内黏膜脆弱，容易受伤。

④ 如婴幼儿鼻腔深处有分泌物，而且呼吸困难，影响吃奶或进食，并且伴有夜醒、哭闹，影响到睡眠，应到医院就诊。必要时，耳鼻喉科医生会使用吸引器吸出鼻腔分泌物进行治疗。

⑤ 用3.5%高渗盐水滴鼻液。患儿头稍后仰，鼻孔朝上，每侧鼻孔滴入3.5%高渗盐水滴鼻液3—4滴。高渗盐水滴鼻能使鼻黏膜水肿消退，使鼻腔通气，2岁以下的婴幼儿、心血管患者、孕妇等都可以放心使用。

⑥ 采用鼻腔冲洗能改善鼻塞、流涕等症状。鼻腔冲洗通过彻底清洗、清除鼻腔分泌物及病毒，能够明显减轻鼻塞、流涕症状，避免病原体在局部繁殖，从而缩短病程。生理盐水被认为是既符合鼻黏膜生理要求，又不对黏膜产生刺激的最佳冲洗液。此法需要在医院进行。

（二）打鼾

婴幼儿打鼾一般由过度肥胖导致咽壁周围脂肪组织过多或雍垂过长而引起，此外与睡眠时咽部肌肉松弛或舌后坠也有关。

当婴幼儿患有慢性鼻炎、慢性鼻窦炎，特别是患有腺样体或扁桃体肥大时，肥大的腺体占据了鼻咽部和咽喉部，在睡觉时便会打呼噜，还会张口呼吸。由于空气不能通过鼻腔，达不到加湿及过渡的作用，以致容易反复出现上呼吸道感染。此外，长时间呼吸不畅会导致体内慢性缺氧，甚至会影响婴幼儿的发育。

由此可见，婴幼儿睡觉打呼噜，大多数是病态的表现，会影响身心健康。因此，当婴幼儿打呼噜时，应及时到医院诊治。

四、小儿急性化脓性中耳炎

在婴儿期甚至整个婴幼儿期，因婴幼儿咽鼓管本身又直又短，管径较粗位置较低，当发生上呼吸道感染时，细菌易由咽部进入中耳腔内，造成化脓性中耳炎。有时也因为分娩时的羊水、阴道分泌物、哺喂的乳汁、洗澡时的脏水浸入中耳而引起炎症。

（一）表现

婴幼儿发生中耳炎时，疼痛却不能表达，会出现哭闹不安、拒绝哺乳等现象，有的还会出现全身症状，如：发热、呕吐、腹泻等，有时直到鼓膜穿孔时，脓从耳内流出来后才会被发现。

（二）预防及预后

1. 预防

喂奶时，应让婴幼儿头竖直，勿让乳汁流入耳中；洗澡时，用手指将婴幼儿耳廓压盖耳道,勿让洗澡水流入耳中;积极防治上呼吸道感染;如果鼻塞不通时,应先滴药使其通畅后再哺乳。

2. 预后

听力恢复与该病诊治的早晚有很大关系,发现越早,治疗越早,对听力的影响也就越小,而且一次治疗要彻底,以防日后复发。治疗应尽早使用抗生素,首选青霉素,如对青霉素过敏可用红霉素。注意外耳道的清洗,可用3%双氧水洗、1%新霉素滴耳。

第六节 婴幼儿外科疾病护理

一、疝气

(一)脐疝

由于婴儿脐环关闭不全或薄弱,腹腔脏器由脐环处向外突出到皮下,形成脐疝。婴儿在哭闹或便秘时,脐部明显突出,原因为婴儿的腹壁肌肉还没有很好地发育,脐环没有完全闭锁,如腹内压增高,肠管就会从脐环突出。

防治措施:

如果婴儿患有脐疝,应注意尽量减少其腹压增加的机会,如不要让婴儿无休止地大哭大闹;有慢性咳嗽的要及时治疗;调整好婴儿的饮食,不要发生腹胀或便秘。随着婴儿的长大,腹壁肌肉逐渐发育坚固,脐环闭锁,脐疝多于1岁内便完全自愈,无需手术治疗。但如果脐疝愈来愈大,脐环直径超过2厘米,甚至发生肠管嵌顿,应及时就诊。

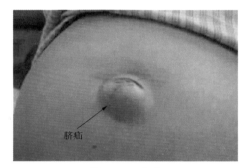

图 5-4 脐疝

(二)腹股沟斜疝

腹股沟斜疝是由于新生儿的腹股沟管尚未发育完善而致。当婴儿哭闹腹压增加时,部分肠管通过此孔隙进入阴囊,这时我们可以摸到男婴的阴囊明显增大,柔软呈囊性感。用手指轻压肿物可以使它还纳腹腔,还可以听到气过水声。当婴儿哭闹腹压增加或直立位时,肿物会增

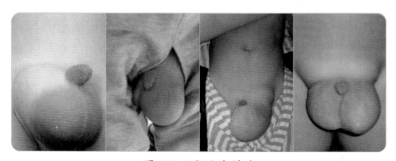

图 5-5 腹股沟斜疝

大；当安静或平卧时，肿物会缩小甚至消失。由于右侧腹股沟管闭锁较左侧迟，右侧腹股沟斜疝较多见。有的婴儿的腹股沟管到出生后 6 个月才闭锁，所以腹股沟斜疝在 6 个月以内还是有可能自愈的。但是，如果腹股沟斜疝不能还纳入腹腔，而且张力较大，婴儿感觉疼痛，甚至出现呕吐等全身不适，可能是肠管嵌顿了，应立即手术以防肠坏死。

防治措施：

平时应注意尽量减少婴幼儿过度增加腹压，如：长时间哭闹、咳嗽、发生便秘等。随着婴幼儿的腹壁肌肉渐渐地发育坚固，腹股沟斜疝有可能消失。如果在 6 个月以后，腹股沟斜疝仍不消失或有增大的趋势，应立即就诊，以便决定手术的最佳时机。

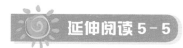
延伸阅读 5-5

脐疝最好不要随意包扎

有人觉得用铜板或硬币贴在肚脐上，然后加压包扎或用宽胶布粘贴能治疗脐疝，这样做是很不科学的。婴儿的皮肤很娇嫩，长期摩擦易糜烂感染，胶布易使皮肤过敏。另外，包扎过紧还影响婴儿的正常呼吸。因此，小儿脐疝最好不要随意包扎。

二、先天性喉喘鸣

先天性喉喘鸣是新生儿出生时或出生后数周内出现的喉部高音调的喘鸣声，提示在喉、气管或支气管部位存在梗阻。喘鸣可由炎症或异物吸入引起急性发作，也可由胸外或胸内气道任何部位的先天或后天性梗阻引起慢性喘鸣。新生儿先天性的喉部异常、喉软骨软化者多发生此病。婴儿喉部狭小，吸气时会压迫软骨两侧向后向内蜷曲，与喉头接触，杓会厌皱襞及榴状软骨均吸入喉部，阻塞喉部入口，发生呼吸困难。喘鸣由杓会厌皱襞震动而发生。

症状较轻时，婴儿呼吸及吸吮不受影响，无需特殊处理。偶有严重者可导致进食和呼吸困难，或者反复上呼吸道感染。对于此种患儿应精心护理、加强营养，及早正确补充钙剂及维生素 D，并注意预防上呼吸道感染。一般喉部间隙随年龄增大，大多在 2 岁左右症状逐渐消失，恢复正常。

三、肠套叠

肠套叠指部分肠管及其肠系膜套入邻近肠腔所致的一种肠梗阻，是婴幼儿时期常见的急腹症之一，是 3 个月至 6 岁期间引起肠梗阻的最常见原因。本病60%的患儿年龄在 1 岁以内，但新生儿罕见；80%的患儿年龄在 2 岁以内。男孩发病率多于女孩，约为 4∶1。健康肥胖儿多见，发病季节与胃肠道病毒感染流行相一致，以春季多见。常伴发于胃肠炎和上呼吸道感染。

（一）急性肠套叠表现

1. 腹痛

腹痛表现为突然发作的剧烈的阵发性绞痛。患儿哭闹不安、屈膝缩腹、面色苍白；持续数分钟或更长时间后腹痛缓解，患儿能安静或入睡。间歇 10—20 分钟后，腹痛伴随肠蠕动再次出现,反复发作。阵发性腹痛是由于肠系膜受牵拉和套叠鞘部强烈收缩所致。

2. 呕吐

呕吐为早期症状,初为反射性,含乳块和食物残渣;后可含胆汁;晚期可吐粪便样液体,说明有肠管梗阻。

3. 血便

血便为重要症状。出现症状的最初几小时大便可正常,以后大便少或无便。约85%的病例在发病后6—12小时排出果酱样黏液血便,或直肠指检时发现血便。

4. 腹部包块

多数病例在右上腹季肋下可触及有轻微触痛的套叠肿块,呈蜡肠样,光滑不太软,稍可移动。晚期病例发生肠坏死或腹膜炎时,出现腹胀、腹腔积液、腹肌紧张和压痛,不易扪及肿块,有时腹部扪诊和直肠指检双合检查可触及肿块。

5. 全身检查

患儿在早期一般情况尚好,体温正常,无全身中毒症状。随着病程延长,病情加重,并发肠坏死或腹膜炎时,全身情况恶化,常有严重脱水、高热、嗜睡、昏迷及休克等症状。

(二)慢性肠套叠表现

婴幼儿年龄越大,发病过程越缓慢。主要表现为阵发性腹痛,腹痛时上腹或脐周可触及肿块,不痛时腹部平坦、柔软、无包块,病程有时长达十余日。年长儿肠腔较宽阔,可无梗阻现象,肠管亦不易坏死。呕吐少见,便血发生也较晚。

(三)防治措施

① 不要胡乱给婴幼儿吃不易消化的食物,以免增加胃肠道负担,进而诱发肠蠕动紊乱,导致肠套叠的发生。因为婴幼儿时期生长发育迅速,需要添加辅食来保证营养的摄入,而消化道发育尚不成熟,功能较差,各种消化酶分泌较少,使消化系统处于"超负荷"状态,因此添加辅食时,不要操之过急。

② 怀疑婴幼儿患肠套叠时,应争取时间,及时就医。

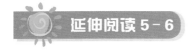

延伸阅读 5-6

小儿腹痛不能擅自用药

腹痛是儿科常见症状之一,引起的原因可分为两类:一类是内科疾病,如:细菌性痢疾、急性胃肠炎、肠痉挛、上感、肺炎、紫癜、风湿热等病,不需手术治疗;另一类是外科急腹症,它们不仅具有急腹症的特点,还往往需要手术治疗,如:急性阑尾炎、肠套叠、嵌顿疝、蛔虫性肠梗阻、急性肠扭转等。由于这两类疾病的有效治疗方法不同,因此急性腹痛最好的治疗方法是对疾病进行诊断,在诊断较明确的情况下,可酌情使用止痛药,以减少婴幼儿的痛苦。而大多数外科疾病,服止痛药后,婴儿表面上疼痛缓解,实际上病情仍在发展,往往会延误疾病的治疗,如:婴儿肠套叠虽然来势凶猛,如果疾病早期可用气体灌肠法治愈,如果到了疾病晚期,即使急诊手术切除坏死的肠管,危险性也依然较大。因此,婴儿腹痛时,不能擅自给婴幼儿服止痛药,更不能盲目要求医生为婴幼儿止痛,应服从医生的治疗。

四、发育性髋关节脱位

发育性髋关节脱位过去称之为先天性髋关节脱位，是一种比较常见的畸形，如不及时治疗或处理不当，年长后可造成患髋和腰部疼痛，影响劳动。我国本病的发生率为 1.1‰—3.8‰，女孩多见，单侧脱位较双侧为多，单侧者又以左侧者较多。

（一）表现

1. 新生儿期和婴儿期

此期间尚不能站立行走，症状并不明显，主要表现为会阴部增宽；患侧肢体缩短，关节活动受限；髋关节呈屈曲外旋位，牵拉时有弹响并引发患儿哭闹；大腿内侧及臀纹加深上移。

2. 幼儿期

此期间患儿已能站立行走，症状主要表现为开始行走的时间晚；单侧脱位者可呈跛行步态，身体向患侧晃动；双侧脱位者因会阴部增宽，行走呈"鸭步"，左右摇摆；患儿因腰椎前突，站立时表现为臀部后耸，腹部前坠。

（二）治疗要点

治疗越早效果越好，3 岁以内的治疗者有很高治愈率。但随着年龄增长，患儿股骨头和髋臼的骨性成分增加，可塑性减少，病理变化加重，虽经正确治疗，功能通常也难以完全恢复正常。

（三）护理措施

① 注意大小便护理，勤换尿片，保证垫布清洁干燥。每日定时为患儿清洗会阴部，即要防止大小便污染石膏支架，又要防止发生会阴部湿疹。

② 冬季注意保暖。

③ 多呼吸新鲜空气，保证必要的晒太阳时间。

④ 注意保护皮肤，以防发生损伤。

⑤ 注意倾听患儿啼哭及幼儿主诉，发现异常时注意观察血液循环，检查外固定装置，预防压疮发生。

第七节　婴幼儿营养性疾病护理

营养性疾病是指因营养素供给不足、过多或比例失调而引起的一系列疾病的总称。这里说的营养素可以是食物（如：粮食、肉、蛋、油等），也可以是微量元素（如：维生素 A、D 等）。营养素摄入不足造成的疾病一般称为营养缺乏性疾病；摄入过多造成的疾病一般是单纯性肥胖症或常见的维生素过量或中毒；摄入比例失调造成的疾病一般是某种维生素、营养素过量、中毒，或其他维生素、营养素不足、缺乏的混合性疾病。当营养素是微量元素时，需要在医生指导下服用；营养素过量引起的中毒，必须由医生治疗。

一、蛋白质-能量营养不良

婴幼儿蛋白质-能量营养不良是由于食物（如：粮食、肉、蛋、油等）摄入不足或有消化吸收方面的疾病,导致能量和蛋白质缺乏所致的一种营养缺乏症。营养不良可分为能量摄入严重不足的消瘦型、蛋白质严重缺乏为主的水肿型和中间型。

(一)主要表现特征

患儿体重不增或下降,消瘦;皮肤粗糙,严重时皮肤发亮,皮下脂肪减少或消失;个子矮,毛发稀疏、发黄、无光泽、易折断;精神萎靡,两眼无神;食欲不振;大便不正常,有时腹泻,有时便秘;情绪不稳定,有时哭闹、烦躁,有时对周围事物无反应。

(二)体格检查

患儿体格检查时能发现体重低下,生长迟缓,消瘦;身高、体重、胸围大大低于同龄儿,面色黄白,血色素低;腹壁脂肪减少,皮下脂肪厚度是判断营养不良的重要指标之一,其消耗顺序先是腹部,其次为躯干、臀部、四肢,最后为面颊;有时有不同程度的水肿及肝脾大。

(三)营养不良防治措施

保持婴幼儿营养摄入均衡,经常吃五谷杂粮,鸡、鸭、鱼、肉、蛋、海产品等动物蛋白和动物血,新鲜蔬菜、水果,豆类,坚果。营养不良严重者已经少见了,如果发现营养不良症状,应尽快就诊。

二、婴幼儿单纯性肥胖

婴幼儿单纯性肥胖是由于长期能量摄入超过人体的消耗,使体内脂肪过度积聚、体重超过参考值范围的一种营养障碍性疾病。肥胖不仅影响婴幼儿健康,且与成年期代谢综合征发生密切相关,已成为当今大部分公共健康问题的根源。目前不仅是发达国家及大城市婴幼儿超重和肥胖发病率持续上升,一些发展中国家,包括我国及农村婴幼儿超重和肥胖发生率也有增加趋势,在我国部分城市学龄儿童超重和肥胖已高达10%以上。

(一)单纯性肥胖原因

① 能量摄入过多是肥胖的主要原因,快餐、膨化食品、含糖饮料、零食摄入增多,饮食不均衡,脂肪摄入过多,多余的能量转化为脂肪贮存体内,导致婴幼儿肥胖。另外孕母摄入过多、选择性剖宫产兴起、巨大儿出生增加等因素,导致早期超重和肥胖增多。

② 婴幼儿活动量过少、久坐,玩手机、游戏机,以及看电视,缺乏适当的体育锻炼是引起肥胖症的主要因素,即使能量摄入不多,也可以引起肥胖。肥胖婴幼儿大多不喜爱运动,形成恶性循环。

③ 遗传因素与环境因素相比较,遗传因素对肥胖的作用更大。目前研究认为,人类肥胖与600多个基因、标志物和染色体区域有关。肥胖的家族性与多基因遗传有关。双亲均为肥胖者的,后代肥胖发生率高达70%—80%;双亲之一为肥胖者,后代肥胖发生率约为40%—50%;双亲正常的后代发生肥胖者仅10%—14%。

④ 其他如进食过快或饱食中枢和饥饿中枢调节失衡以致多食,精神创伤以及心理异常等因素亦可致婴幼儿过量进食。

(二)单纯性肥胖表现

肥胖可发生于任何年龄,但最常见于婴儿期、5—6岁和青春期,且男童多于女童。肥胖儿食欲旺盛且喜吃甜食和高脂肪食物。明显肥胖婴幼儿常有疲劳感,用力时气短或腿痛。体格检查可见其皮下脂肪丰满,但分布均匀,腹部膨隆下垂。肥胖小儿性发育常较早,故最终身高常略低于正常小儿。由于怕被别人讥笑而不愿与其他小儿交往,故常有心理上的障碍,如:自卑、胆怯、孤独等。

（三）预防肥胖措施

随着健康知识的普及，人们对肥胖所产生的副作用了解越来越多，如：高血压、糖尿病、冠心病、动脉粥样硬化、肝脏疾病及其他代谢性疾病都与肥胖有着密切的关系。脂肪组织增长的第一活跃期为婴幼儿出生至出生后 18 个月，在此期间，如不注意饮食结构，过量喂养，过早喂高碳水化合物，如：米粉、健儿粉、高糖食物，容易引起婴幼儿肥胖。因此，应在婴儿早期就开始预防肥胖症。

我们提倡母乳喂养，按需喂养。在婴儿 4 个月内避免喂淀粉类食物。如果 4 个月婴儿体重已超标很多，应注意避免继续让婴儿摄入过量的热卡。有些养育者为片面追求高营养，过量哺喂牛奶、鸡蛋、高脂类及高糖类食物，一味地认为肥胖就是健康，这是误区。如果婴幼儿已经超重过多，可适量减少高脂、高糖类食物的摄入，以预防肥胖症。

三、营养性维生素 D 缺乏性佝偻病

营养性维生素 D 缺乏是引起佝偻病的最主要的原因，是一种常见于婴幼儿时期的慢性营养不良性疾病。因为体内维生素 D 不足，引起全身性钙磷代谢失常和骨骼改变。

（一）病因

1. 日光照射不足

婴幼儿户外活动少，摄取紫外线不足。尤其在北方，因寒冷季节长，日照时间短，户外活动就更少，所以发病率高。

2. 维生素 D 摄入不足

乳类中无论母乳还是牛乳，维生素 D 含量都不足，远不能满足婴幼儿正常发育的需要。食物中钙磷含量不足或比例不适宜，也易致病。由于婴幼儿生长发育迅速，对维生素 D 和钙剂需要量大，若不及时补充，很容易患佝偻病。

3. 其他疾病的影响

婴幼儿经常患呼吸道感染、胃肠道疾病或肝脏、肾脏疾病都会影响维生素 D 和钙的吸收、利用而发生佝偻病。

（二）主要症状

骨骼改变是佝偻病的主要表现。不同年龄的婴幼儿骨骼生长速度不同，所以佝偻病表现与年龄密切相关。初期（早期）表现为神经系统症状，多见于 6 个月以内婴儿，如：2—3 个月开始小儿有易烦躁、哭闹、夜惊多汗、枕部头发脱落（枕秃）现象。早期维生素 D 缺乏的婴儿未经治疗，病情继续加重，进一步发展出现骨骼改变，则进入活动期（激期）。6 个月以内表现为颅骨软化，用手轻压颅骨感觉较软，有压乒乓球的感觉；至 7—8 个月时可出现"方颅"，即头颅方形（从上往下看），头围较正常婴儿增大；前囟闭合晚（正常 1 岁半左右闭合）；肋骨与肋软骨交界处可扪及圆形隆起，从上至下如串珠样突起，以第 7—10 肋骨最明显，称佝偻病串珠；手腕、足踝部亦可形成钝圆形环状隆起，称手、足镯；1 岁左右的小儿可见到胸廓畸形，胸骨和临近的软骨向前突起，形成"鸡胸样"畸形；严重佝偻病小儿胸廓的下缘形成一水平凹陷，即肋膈沟或郝氏沟；下肢畸形表现为两膝关节不直，形成"X"形或"O"形腿，甚至脊柱侧弯或后凸畸形。

（三）预防措施

① 维生素 D 有两个主要来源，第一是靠进食，第二是日光照射皮肤。

● 母乳和牛奶中维生素 D 的量均较少，不能满足婴幼儿需要。母乳中含钙、磷比例较合

适,有利于钙、磷吸收;牛奶中钙、磷比例不合适,不利于吸收,所以牛奶喂养比母乳喂养儿容易患佝偻病。足月儿出生后 15 天起应补充维生素 D,预防量为每天 400 IU(国际单位,相当 10 微克)。早产儿、低出生体重儿、双胎儿出生后 1 周就应补充维生素 D 每天 600—800 IU,3 月龄后改为每天 400 IU,直至 2 岁。上述补充量包括食物、日光照射、维生素 D 制剂中的维生素 D 含量。婴儿较大后可多吃含维生素 D 的食品,如:含脂肪高的海鱼、鱼卵、动物肝脏、蛋黄、奶油等。维生素 D 的一般治疗剂量为每日 2000—5000 IU,持续 4—6 周;之后小于 1 岁婴儿改为每日 400 IU,大于 1 岁婴儿改为 600 IU,同时给予多种维生素。不主张维生素 D 大剂量突击治疗,以免造成维生素 D 中毒。

● 皮肤接触日光中的紫外线,可转变皮肤内胆固醇为维生素 D,这是人体内维生素 D 的主要来源。但北方地区寒冷季节长,获得阳光机会少,佝偻病发病率较南方高。为了预防佝偻病,婴幼儿应经常到户外活动,特别在天气暖和的季节,户外活动时尽量多露出皮肤接受阳光照射。室内活动应开窗,因为玻璃可挡住紫外线射入。

② 预防胃肠、肝、肾疾病,因为这些病可以影响维生素 D 的吸收和利用。

③ 适当补充钙剂,钙的需要量每天 200—800 毫克。婴幼儿每日吃奶量达 600 毫升以上,可不用补钙剂,因为母乳中的钙量已经足够了。

四、维生素 A、D 中毒

(一)维生素 A 中毒

婴幼儿如果每天摄入维生素 A 超过 10000 IU,经过数月后就可能出现中毒症状。

维生素 A 中毒早期表现为烦躁、食欲减退,以后会出现四肢骨疼、头疼、呕吐、前囟门隆起、毛发干枯、口唇破裂、肝脾肿大等。

(二)维生素 D 中毒

对维生素 D 敏感的婴幼儿每天摄入维生素 D 超过 4000 IU,经 1—3 个月后就可能出现中毒症状。

维生素 D 中毒症状最早表现为食欲减退甚至厌食、烦躁、哭闹、低热,不仔细分析易误诊为维生素 D 缺乏。逐渐孩子会出现烦渴、尿频、夜尿多,由于骨骼、肾、血管均出现相应的钙化而影响其功能,如:肾衰竭、心脏杂音等。

(三)维生素 A、D 中毒预防措施

婴幼儿每日需要维生素 D 400—800 IU,每日需要维生素 A 1500—2000 IU,长期超量服用则会出现中毒症状。

防止维生素 A、D 过量中毒,一定要按照医生规定的量服用。"贝特令"或"伊可新"每日吃一粒,较易掌握剂量。浓鱼肝油滴剂最好选用 A、D 浓度比为 3∶1 的,每日 5 滴一般就够了,10 滴以内不会中毒。当婴幼儿出现佝偻病时,需要医生根据病情的轻重程度决定维生素 D 的治疗量和服用方法,不能自行加大鱼肝油的用量。

五、营养素缺乏疾病

(一)锌缺乏

锌是人体所必需的微量元素,人体内至少有 100 多种含锌酶参与重要的生命活动。锌能促进孩子的生长发育、增进食欲、增强抵抗力。

1. 锌缺乏的病因

摄入不足、吸收不良、丢失过多和遗传缺陷等原因。

2. 锌缺乏常见的临床症状

味蕾功能减退、食欲不振、生长发育落后、免疫力低下、异食癖等。

3. 护理措施

① 提倡母乳喂养,母亲多食蛋黄、瘦肉、鱼、动物内脏、豆类、坚果等含锌量高的辅食。

② 食补为主,在婴儿可以添加辅食的月龄时,添加含锌食物,食物中以牡蛎含锌量最高,蟹肉、肝、肉类、奶酪、花生、蚕豆及豌豆含锌量虽然比牡蛎少,但也是锌的丰富来源。

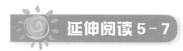

延伸阅读 5－7

每日锌的膳食推荐量

6 个月以下婴儿 1.5 毫克,6 个月以上婴儿 8 毫克,1—3 岁 9 毫克,4—6 岁 12 毫克,7—10 岁 13.5 毫克。可耐受最高摄入量:6 个月后婴儿 13 毫克,1—10 岁 23—28 毫克。

(二)碘缺乏

碘缺乏症是由于自然环境碘缺乏造成机体碘营养不良所表现出的一组有关联疾病的总称。土壤、水、植物、动物中含有微量的碘,膳食中的碘摄入不足通常是由环境中碘缺乏所致。缺碘的危害在快速生长发育的时期影响最大,主要影响大脑发育,因此,胎儿、新生儿、婴幼儿受缺碘的影响最大。

全球约 38% 的人口生活在碘缺乏地区,因此,碘缺乏是全球重要的公共卫生问题,我国于 20 世纪 90 年代初使用了全民食用碘强化盐,使碘缺乏症发生率明显下降。

1. 缺碘原因

食物和饮水中缺碘是根本原因,缺碘使甲状腺激素合成产生障碍,影响体格生长和脑发育。

2. 缺碘表现

其表现取决于缺碘的程度、持续时间和患病的年龄。胎儿期缺碘可致死胎、早产及先天性畸形;新生儿期则表现为甲状腺功能减退;儿童和青春期则引起地方性甲状腺肿、地方性甲状腺功能减退症,主要表现为儿童智力损害和体格发育障碍;儿童长期轻度缺碘则可出现亚临床型甲状腺功能减退症,常伴有体格生长落后。

3. 预防措施

① 食用加碘盐。食盐加碘是全世界防治碘缺乏的最简单易行、行之有效的措施,目前我国已经全面推行食盐加碘。

② 育龄期妇女、孕妇补碘可防止胚胎期碘缺乏(克汀病、亚临床克汀病、新生儿甲状腺功能减退,以及胎儿早产、流产、死产和先天性畸形)的发生。

(三)维生素 C 缺乏

1. 维生素 C 缺乏原因

长期不吃新鲜蔬菜、水果或高热造成维生素 C 缺乏。

2. 维生素C缺乏表现

缺乏维生素C的表现有虚弱、无力、面色苍白、脾气急、爱哭闹、牙龈出血、全身骨头疼等。需要注意的是,上述症状不是只见于维生素C缺乏。

3. 防治措施

尽量母乳喂养。平时多给婴幼儿吃新鲜蔬菜、水果或新鲜菜汁、果汁。

（四）维生素K缺乏

1. 维生素K缺乏原因

母乳营养不足;母亲孕期健康状况不好;孕期用过抗凝血药(如:阿司匹林、磺胺)、抗惊厥药(如:苯妥英钠、苯巴比妥)、抗结核药(如:利福平、异烟肼);母亲吃绿色蔬菜、水果少;婴儿长期吃母乳,未及时添加辅食、蔬菜水果;婴幼儿有慢性腹泻、阻塞性黄疸或肝脏有病;等等,都会造成维生素K缺乏。

2. 维生素K缺乏表现

新生儿吐血、便血、皮肤出血或有瘀斑,常见于生后2—5天。

3. 防治措施

新生儿在出生时和生后3个月内补充维生素K_1。如果是纯母乳喂养的婴儿,建议乳母口服维生素K_1,每次20 mg,每周2次,以增加乳汁中维生素K_1的含量。孕妇、乳母、长期母乳喂养的婴幼儿应多吃绿色蔬菜、水果,及时添加泥糊状食物。

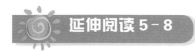 延伸阅读 5-8

维生素缺乏引起的疾病

当婴幼儿体内维生素缺乏时,会患各种疾病。如:维生素A缺乏时会导致夜盲;维生素D缺乏时会产生佝偻病;维生素K_1缺乏时会患维生素K缺乏症,导致小儿身体各器官出血;维生素B_1缺乏时会导致脚气病;维生素C缺乏时会患坏血病等。

因此,婴幼儿的饮食应多样化,不能偏食、挑食,以保证摄入适量的维生素,满足机体生长发育的需要。一般在婴儿期,单纯母乳喂养易发生维生素K缺乏,日照不足(冬季)易发生维生素D缺乏,单纯牛奶喂养易发生维生素C、维生素D缺乏。

六、营养性缺铁性贫血

缺铁性贫血是由于体内铁缺乏致使血红蛋白(血色素)减少。在婴幼儿期发病率最高,对小儿健康和智能发育危害较大。

（一）婴幼儿缺铁性贫血的原因

1. 生长发育快

婴幼儿生长发育快,随着体重的增加,血容量也快速增加,如不添加含铁丰富的食物,婴幼儿尤其是早产儿很容易缺铁。

2. 铁摄入不足

引起缺铁的主要原因是小儿铁摄入不足。母乳、牛乳中含铁均很低,但母乳中的铁50%

可被吸收,牛乳中铁的吸收率仅为10%。正常足月儿在母体中储存的铁可足够供应生后3—4个月造血的需要。从母体储铁最多是在胎儿期最后3个月,所以早产儿体内储铁较少。如果生后不及时补充,缺铁是不可避免的。

3. 铁丢失过多

正常婴儿每天排泄铁比成人多。用未经处理的鲜牛奶喂养婴儿,可能使婴儿因蛋白过敏而产生少量肠出血,每天失血约0.7毫升。此外,慢性腹泻、反复感染均可影响铁的吸收、利用并增加消耗,造成贫血发生。

(二)婴幼儿缺铁性贫血的表现及危害

1. 缺铁性贫血表现

面色苍白(特别注意唇、指甲部分)、乏力、不爱活动,稍大婴幼儿会有头晕、耳鸣、食欲下降,少数有异食癖(喜食泥土、墙皮等),常有呕吐、腹泻,可出现口腔炎、舌炎、胃炎和消化不良等。

2. 缺铁性贫血危害

体内缺铁不是很快就会表现出贫血症状,在贫血出现前缺铁就会影响小儿的健康和智力发育,表现为烦躁不安、精神不振,稍大婴幼儿精神不集中、记忆力减退、机体抵抗力下降、容易感染疾病等。

(三)防止婴幼儿缺铁性贫血

提倡母乳喂养,及时添加含铁丰富且容易吸收的辅食,如:肝、瘦肉、鱼等。注意膳食合理搭配。早产儿从出生后2个月开始补充铁剂预防。

婴幼儿6个月以后应定时查血红蛋白,如血红蛋白在11克/公升以下即为贫血。明显贫血应及时治疗。一般用硫酸亚铁、葡萄糖酸铁等,按医嘱服药。两餐之间服铁剂最好,可减少胃肠刺激,同时服用维生素C可促进铁的吸收。应用铁剂应持续到血红蛋白正常后1—2个月,以补充铁的储存量。

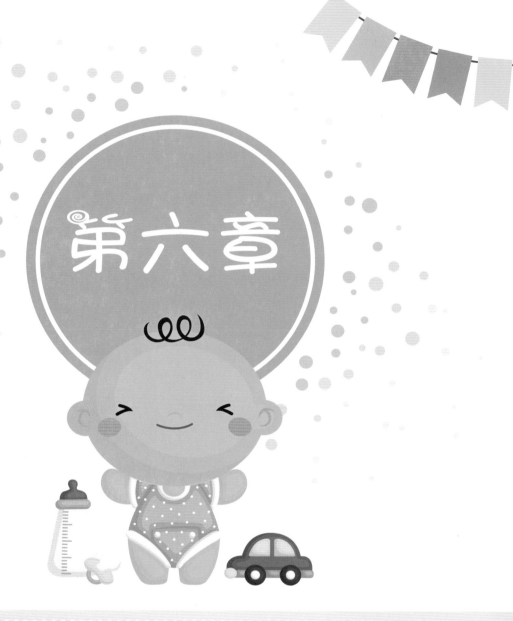

第六章

学习目标

1. 熟悉婴幼儿常见意外伤害的种类及特点。
2. 熟悉基本婴幼儿现场急救技术。
3. 了解婴幼儿意外伤害的基本处理原则。

婴幼儿意外伤害急救

急救的基本知识

1. 意外伤害无处不在，预防是关键
2. 现场急救基本原则：寻找原因，去除危险，及时施救

急救的种类与方法

1. 辨别中毒类型
2. 擦伤、刺伤、割伤、瘀伤、脱臼、骨折、烫电击伤、咬伤等外伤的基本急救方法
3. 意外窒息，实施"海姆立克"急救法
4. 水深3厘米，溺水就可能发生
5. 中暑后迅速降低环境温度，保持室内通风；婴幼儿遇到中暑立即宽衣解被

现场急救技术

1. 心肺复苏按压部位：婴儿胸骨下 1/3 处，幼儿胸骨下半部分；按压深度：胸廓前后径的 1/3；按压频率：100—120 次 / 分
2. 止血方法：指压止血、加压包扎止血、止血带止血。上止血带要松紧适宜并记录时间
3. 包扎四肢时，露出指（趾）端，便于观察局部血液循环情况，包扎后要检查远端脉搏跳动，触摸手脚有无发凉等
4. 固定注意事项：超关节固定、加衬垫；先固定近心端，再固定远心端；怀疑有颈椎骨折时，要用颈托固定
5. 搬运是创伤急救最后环节，搬运时要注意局部固定

意外伤害心理危机的救助

1. 意外伤害会对孩子造成心理伤害，产生心理危机
2. 提供人性化的安慰和支持是心理援助最重要的方式

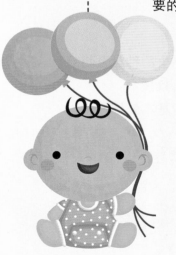

第一节 婴幼儿急救的基本知识

随着人类经济水平和科学技术的发展,儿童死亡率正逐年下降,营养不良和感染性疾病造成的儿童死亡已得到了有效的控制,意外伤害成为 0—14 岁婴幼儿死亡的首要原因。意外伤害可造成婴幼儿心理、精神、机体上程度不等的损伤,也给家庭、学校、社会带来巨大的压力和经济损失,而潜在的后遗影响和负面影响更是无法估量。

0—3 岁的婴幼儿对世界充满了好奇,在他们探索新事物的过程中会出现许多危险,而他们往往对这些危险缺乏防护意识,没有防备能力,特别容易发生意外。因而幼教人员和家长必须了解以及掌握一些必要的急救方法,当孩子受到意外伤害时,能进行正确的急救。

一、婴幼儿意外伤害的种类及其特点

婴幼儿意外伤害是指突然发生的各种事件或事故对婴幼儿所造成的损伤,包括各种物理、化学和生物等伤害因素。

目前,对于儿童意外伤害没有完全统一的分类标准。世界卫生组织(WHO)将意外伤害分为 6 种:①交通意外;②窒息;③淹溺和溺水;④急性中毒;⑤跌落伤、烧烫伤;⑥其他。

根据轻重程度,我们也可将意外伤害分为以下三类:

① 迅速危及生命的,如:淹溺、触电、外伤大出血、气管异物、车祸和中毒等。这一类意外伤害必须在现场争分夺秒进行抢救,如措施得当,可以避免死亡的发生。

② 虽不会顷刻致命,但也十分严重的,如:各种烧烫伤、骨折、毒蛇咬伤、狗咬伤等,如处理不及时或处置不当,也可造成死亡或终生残疾。

③ 轻微意外伤害,如:擦破了一点皮、锐器划破了一个小口、烫起了一个小水泡等,这些不会危及生命,幼教人员及照看者可进行简单处理,必要时送医院诊治。

儿童发生率较高的意外伤害有从高处跌落、由动物造成的伤害、交通事故、烧伤、烫伤、窒息、溺水、对药品的误食等。男童发生意外伤害并且死亡的几率为女童的 1.5 倍左右。

二、现场急救的基本原则

在意外伤害发生中,非致死性意外伤害的发生率是致死性意外伤害发生率的 35 倍。因此对于没有危险意识的婴幼儿来说,当发生意外时,身边的幼师以及照看者懂得基本的急救知识非常重要。现场急救的正确处理直接关系到婴幼儿生命的挽救和伤残的减少。其基本原则包括以下几个方面:

(一)寻找原因,去除危险

1. 寻找原因

在意外伤害突发现场,孩子处于极度惊恐状态,难以正确表达自身感受及疼痛部位,现场人员要思路清晰,迅速寻找原因。

2. 去除危险

用 5—10 秒钟检查意外伤害者,迅速排除致命致伤因素,确定伤者和自己均无进一步危险。如：发生电击,应立即切断电源;火灾时帮助伤员迅速脱离火灾现场;一氧化碳中毒时,应立即开门窗通气,迅速把婴幼儿转至空气流通场地;溺水时应立即将婴幼儿从水中救出等。为保证施救顺畅进行,应疏散闲杂人员等,确保环境安静。

(二)抓住重点,及时施救

抢救生命是急救的重中之重,急救者要分清轻重缓急。首先处理危及生命和病情比较严重的状况,必要时实施心肺复苏;其次要检查是否存在大动脉出血,若存在,则立即止血;然后处理少量出血、骨折等。

(三)结合实际,适当处置

急救者根据实际情况进行适当处置。对伤情较重或神志不清的意外伤害儿要注意保持其呼吸道通畅,迅速解开衣扣,检查口腔有无异物,舌头有无后坠,呼吸道是否畅通等。烧伤、骨折等严重创伤可导致剧烈疼痛,现场抢救时动作要轻柔,措施得当,语言温和,尽量减轻意外伤害儿的痛苦,避免二次伤害。如有出血者,可采用止血法止血。对受伤部位进行简单的处理,需要进行固定的,可就地取材进行固定或包扎。暂时不要给意外伤害儿喂水(包括饮料)、喂食物,也不要擅自用药物。烧伤时可根据具体情况适当给予淡盐水。另外还要注意环境对意外伤害儿的影响,注意保暖。

(四)积极呼救,保留证据

① 急救者在施救的同时要积极呼救。请旁人呼叫或自己呼叫120,应该提供准确的信息,包括事故发生的地点、可供联系人的电话、发生的事件、意外伤害儿的状况及人数等。

② 注意保留证据和保护现场。保留意外伤害儿的呕吐物、排泄物,剩余饭菜、饮料及水等。对发生事故的地点、位置和现场状况进行详细记录。这些对医生诊断、有关单位处理及解决问题都有帮助。

③ 不要忽视潜在伤害。重创发生后,即使意外伤害儿的外表看起来很正常,也应该送到医院进行观察并进行心理疏导,因为车祸、高空坠落等引起的创伤都是属于全身性损伤,颅内出血、血气胸、肝脾破裂等危重并发症往往潜伏在平静的表面下,切不可存在侥幸心理,延误了抢救时机或者给婴幼儿造成心理创伤。

第二节　现场急救技术

当婴幼儿发生意外时,身边的人第一时间急救措施得当,就能有效减少意外伤害死亡率和致残率。因而幼教人员及家长需要掌握心肺复苏、止血、包扎、固定、搬运等急救技术在内的基本急救方法。

一、心肺复苏

(一)定义

婴幼儿心肺复苏(CPR)是指各种原因(包括溺水、气管异物、胃食道反流、触电、中毒等)引起患儿心跳呼吸骤停的情况下为抢救生命所采取的一系列急救措施,包括开放气道、人工通气、胸外按压、电除颤及药物治疗等急救方法,其目的是使心脏、肺脏恢复正常功能,使生命得以维持。心肺复苏是抢救生命最基本的医疗技术和方法。

心肺复苏术能否成功取决于开始复苏的时间,抢救开始时间越早,抢救成功率越高。强调黄金4分钟,即4分钟内进行心肺复苏术。抢救不单纯指由医务人员在医院内对患儿所采取的抢救措施,还包括由非医务人员在急救现场对患儿所采取的最初级、最基本的心肺复苏术。具体地说,现场心肺复苏包括胸外心脏按压、畅通呼吸道和口对口人工呼吸三个部分。现场心肺复苏是在挽救生命的最重要阶段对患儿所采取的最基础的生命支持,无需任何设备,所有人群均可掌握。

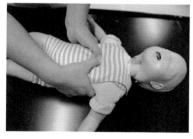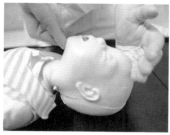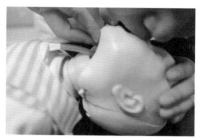

图 6-1　心肺复苏

(二)心肺复苏的步骤

1. 快速评估

迅速评估环境对抢救者和患儿是否安全,评估患儿的意识和呼吸、脉搏,迅速决定是否需要 CPR。意外发生,无法确定孩子是否清醒时,急救者应该让孩子平卧,轻拍孩子的脸或双肩,大声与孩子说话:"喂,你怎么了?"如果知道孩子的姓名,可大声唤其姓名。对于小婴儿,应轻拍其足底,检查婴儿是否有反应,是否有肢体活动或哭声。如果没有反应,应立即大声呼救。同时看胸腹部观察呼吸情况。检查大血管搏动,婴儿触摸肱动脉、儿童触摸颈动脉或股动脉。应注意的是早期评估过程要快,不超过 10 秒。非专业医护人员不强求检查脉搏,以免评估不准反而延误急救时间。当发现患儿面色苍白,口唇紫绀,无呼吸、心跳,或只有无效的喘息样呼吸时,应迅速对患儿行 CPR。

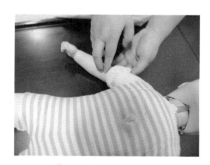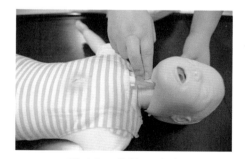

图 6-2　触摸肱动脉　　　　　图 6-3　触摸颈动脉

2. 胸外按压

为达到最佳胸外按压效果,最好将患儿放置于平地或硬板上,解开衣裤,暴露胸部。

（1）按压部位

以胸骨中线与两乳头连线交汇处为胸骨中心点,婴儿(年龄小于 1 岁)按压中心点下 1/3

处,儿童(年龄大于 1 岁)按压胸骨下半部分。

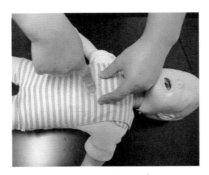

图 6-4　心脏按压部位

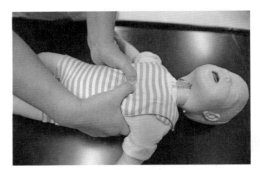

图 6-5　双手环抱拇指按压法

（2）按压手法

①双手环抱拇指按压法或双指按压法:适用于年龄小于 1 岁的婴儿。用两手手掌及除拇指外的四根手指托住婴儿两侧背部,双手的大拇指按压胸骨中心点下 1/3 处;或将两手指置于乳头连线下方按压胸骨。②单手按压法:适用于身体较大、双手难以围拢的婴儿或年龄大于 1 岁的幼儿和儿童。急救者一只手固定患儿头部,以便通气,另一只手手掌根部置于患儿胸骨下半段进行按压,手掌根的长轴与胸骨的长轴一致。③双手按压法:年长儿(年龄>8 岁)可采用与成人相同的双手按压法。将一手手掌根部重叠放在另一手背上,十指相扣,使下面手的手指抬起,手掌根部垂直按压患儿胸骨下半部。

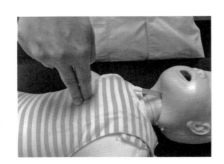

图 6-6　双指按压法

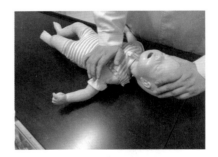

图 6-7　单手按压法

（3）按压深度

按压深度为胸廓前后径的三分之一(婴儿约为 4 厘米,儿童约为 5 厘米)。

（4）按压频率

按压频率为 100—120 次/分。按压间隙不要倚靠于患儿胸上,以免造成胸廓不能充分回弹。按压必须平稳有节奏,而不可任意暂停。实际胸外心脏按压的时间占整个心肺复苏过程所用总时间的比例不应低于 60%。

3. 开放气道

婴幼儿主要为窒息性心跳骤停,因此开放气道和实施有效通气是婴幼儿窒息复苏成功的关键措施之一。让患儿平卧,肩背稍垫高,清除口咽部分泌物、呕吐物或异物。保持头轻度后仰使气道平直。常用开放气道方法如下:

（1）仰头抬颏法，亦称"压额举颏法"

如无颈椎损伤，可首选此法。站立或跪在患儿身体一侧，用一手小鱼际（手掌外侧缘）放在患儿前额并向下压迫；同时另一手食指和中指并拢，置于患儿下颌将下颌骨上提，使其下颌向上抬起、头部后仰，气道即可开放。注意手指不要下压患儿颏下软组织，以免阻塞气道。

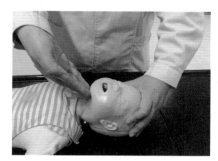
图 6-8　仰头抬颏法

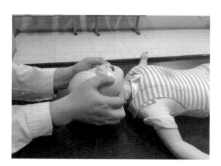
图 6-9　托颌法

（2）托颌法

如已发生或怀疑颈椎损伤，选用此法可避免加重颈椎损伤。站立或跪在患儿头顶端，肘关节支撑在患儿仰卧的平面上，将双手放置在患儿头部两侧，分别用两手食指和中指固定住患儿两侧下颌角，小鱼际固定住两侧颞部，拉起两侧下颌角，使其头部后仰，气道即可开放。

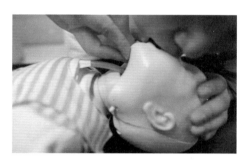
图 6-10　口对口鼻吹气

4. 人工呼吸

施救者位于患儿一侧，用手将患儿下颌向前上方托起。如对象为小婴儿则不必垫高肩颈部，将手置于其颈后，使头略后仰即可。另一手的拇指和食指捏紧患儿鼻孔，深吸气后，对准患儿口腔吹气直至患儿上胸部抬起。然后停止吹气，立即放开患儿鼻孔，患儿自然出现呼气动作。吹气应均匀，用力不可过猛。吹气时间约占呼吸周期的 1/3。对小婴儿也可口对口鼻吹气。

单人复苏时，在胸外按压 30 次并开放气道后，立即给予 2 次有效的人工呼吸，即胸外按压和人工呼吸比为 30∶2；若为双人复苏，则为 15∶2。人工呼吸频率 12－20 次/分（即 3－5 秒一次）。观察患儿胸部起伏的情况，看到胸部有明显的起伏就可以了。若是吹气时患儿胸部没有升起，应注意头颈位置是否适当，呼吸道内有无异物，吹气时施救者的口有没有与患儿的口鼻密合。

（三）实施心肺复苏注意事项

① 婴幼儿心肺复苏同成人一样，也主张从胸外心脏按压开始，即先按压，再开放气道，然后人工呼吸。大多数婴幼儿心脏骤停源于窒息，因此有效地心肺复苏需要进行通气。

② 施救时旁边有人，应立即请人拨打急救电话，并（派人）取得自动体外除颤器（AED）。若只有一人在施救，可先给予 2 分钟的心肺复苏，然后再启动应急反应系统并获取 AED。

③ 心肺复苏一定要持续进行，直到患儿心跳呼吸恢复或急救车及医师到来。

④ 应注意胸外按压与人工呼吸的协调。如果有 2 个或者更多的施救者，可以每 2 分钟交换操作，防止施者疲劳，导致胸外按压质量及效率降低。

⑤ 如果孩子意识恢复,有心率、呼吸或呻吟,面色转红润,最好让其侧卧,取复苏体位,避免呕吐物误吸入肺。同时注意保暖,陪伴孩子等待急救车,进一步送医院观察。

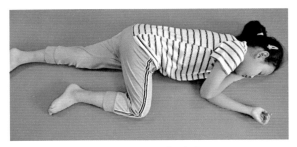
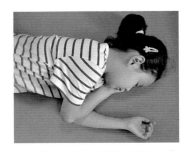

图 6-11　复苏体位　　　　　　　　图 6-12　手枕头部细节

表 6-1　高质量 CPR 的要点总结

内容	成人和青少年	儿童	婴儿
现场安全	确保现场对施救者和患者均是安全的		
识别心脏骤停	检查患者有无反应 无呼吸或仅是喘息(即呼吸不正常) 不能在 10 s 内明确感觉到脉搏(10 s 内可同时检查呼吸和脉搏)		
启动应急反应系统	如果您是独自一人且没有手机,则离开患者,启动应急反应系统并取得 AED,然后开始 CPR;若有他人在场,应请其他人启动应急反应系统,自己则立即开始 CPR,取得 AED 后尽快使用	有人目击的猝倒,参照成人和青少年流程 无人目击的猝倒,给予 2 min 的 CPR,离开患儿去启动应急反应系统并获取 AED;回到患儿身边继续 CPR;取得 AED 后尽快使用	
没有高级气道的通气与按压比例	一名或两名施救者30:2	一名施救者30:2 两名及以上施救者15:2	
有高级气道的通气与按压比例	以 100—120 次/min 的频率持续按压,每 6 秒给予 1 次通气(每分钟 10 次通气)		
按压速率	100—120 次/min		
按压深度	至少 2 英寸(5 cm),不超过 2.4 英寸(6 cm)	至少为胸廓前后径的 1/3,大约 2 英寸(5 cm)	至少为胸廓前后径的 1/3,大约 1.5 英寸(4 cm)
手的位置	双手放在胸骨的下半部	双手或一只手(对于很小的儿童可用)放在胸骨的下半部	一名施救者,将 2 根手指放在婴儿胸部中央,乳线正下方; 两名及以上施救者,将双手拇指环绕放在婴儿胸部中央,乳线正下方
胸廓回弹	每次按压后使胸廓充分回弹;不可在每次按压后倚靠在患者胸上		
尽量减少中断	中断时间限制在 10 s 以内		

二、止血

（一）伤口小、出血少

对于出血较少且伤势不严重的伤口，可以局部进行清洁和消毒。

1. 清洗伤口

若伤口表面很脏，最简单的办法是用冷开水冲洗伤口；如果没有冷开水，直接用自来水把伤口彻底冲洗干净；若有生理盐水，用来冲洗伤口更好。

2. 消毒伤口

冲洗干净以后可以用无菌纱布或棉签把局部蘸干，再用碘伏进行消毒。蘸有碘伏的棉签从中心向外，以转圈的形式消毒，这样可以防止外面的脏东西感染到里面的伤口。

3. 创口贴的应用

在清洗消毒之后，可以用创可贴覆于伤口。使用创可贴的时候要注意，药面一定要对准伤口，贴好后在伤口的两侧稍微加压，包扎不要太紧。创可贴只适用于急性小伤口的止血，尤其适用于切口整齐、清洁、表浅、较小而不需要缝合的切割伤。贴上创可贴后，伤口局部要少活动，不沾水，避免污染。创可贴外面是以胶布形式制作的，贴上后会影响伤口的透气性，使用创可贴最好不要超过 24 小时，每天都要更换，同时密切观察伤口变化情况，防止伤口感染引起化脓。若发现伤口有红肿、渗液等感染现象，应立即停止使用创可贴，并及时去医院就诊。

（二）伤口大、出血不止

若伤口大且出血不止，则应先进行止血包扎，然后立刻送往医院。外出血的止血方法包括：

1. 指压止血法

这是一种简单有效的临时性止血方法。它根据动脉的走向，在出血伤口的近心端通过用手指压迫血管，使血管闭合而达到临时止血的目的。压迫力度以伤口不出血为准，压迫 10—15 分钟，保持伤肢抬高。

2. 加压包扎止血法

这是急救中最常用的止血方法之一，适用于小动脉、静脉及毛细血管出血。

① 让患儿坐下或躺下，抬高受伤部位。

② 用消毒纱布或干净透气、无黏性、吸水性好的临时敷料覆盖伤口，急救者用手直接在纱布上施压 5—10 分钟。

③ 止住血后，用绷带卷、三角巾或布条、围巾等加压包扎。压力以能止住血而又不影响伤肢的血液循环为宜。若伤处有骨折时，须另加夹板固定。关节脱位及伤口内有碎骨存在时不用此法。

3. 止血带止血法

此法适用于上肢、下肢大出血，在指压止血法或加压包扎止血法无效时使用。常用的止血带有橡皮带、布条止血带等。对于非专业医护人员，止血带止血法难以掌握，不到万不得已时不要采用。

① 上止血带时，皮肤与止血带之间不能直接接触，应加垫敷料、布垫或将止血带上在衣袖或者裤子外面，以免损伤皮肤。

② 上止血带应松紧适宜，以能止住血又不影响伤肢血液循环为宜。

③ 止血带上好后，要记录上止血带的时间，并每隔 40—50 分钟放松一次，每次放松 1—3

分钟。以免上止血带时间过长,引起肢体坏死。

④ 为防止止血带放松后大量出血,放松期间应在伤口处加压止血。

⑤ 运送患儿时,上止血带处要有明显标志,不要用衣物等遮盖伤口,以免妨碍观察。此外,还应用标签注明上止血带和放松止血带的时间。

三、包扎

常用的包扎材料有绷带、三角巾、四头带及其他临时代用品(如:干净的毛巾、衣物、腰带、领带、围巾等)。绷带一般用于支持受伤的肢体和关节,固定敷料或夹板和加压止血等;三角巾主要用于悬吊受伤肢体,固定敷料,固定骨折等。

(一)常用包扎法

1. 环形绷带包扎法

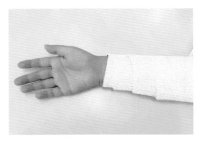

图6-13 环形绷带包扎法

这种方法较简单,是绷带包扎法中最基本的方法,多用于手腕、肢体、胸、腹等部位的包扎。将绷带进行环形重叠缠绕,最后用扣针将带尾固定,或将带尾剪开打结固定。缠绕绷带的方向应是从内向外,由下至上,从远端至近端。开始和结束时均要重复缠绕一圈以固定。打结、扣针固定应在伤口的上部,肢体的外侧。

2. 人字形包扎法

此法适用于肘部、膝部、足跟部等关节处伤口的止血包扎。加压止血后,将肘部、膝关节弯曲90度,绷带放在肘部、膝关节中央,先绕一圈固定敷料,再由内向外进行人字形缠绕,每一圈遮盖前一圈的2/3,缠完3个"人"字后,最后缠绕一圈固定。

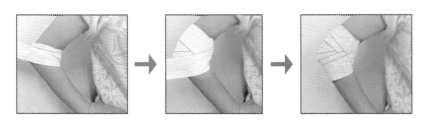

图6-14 人字形包扎法

3. 三角巾包扎法

三角巾的常用方法是"大手挂"。支起患儿受伤前臂,手及手腕高于肘部,成80度角;将三角巾全幅张开置于前臂和胸部之间,下端伸展至肘部。将上端从未受伤的肩部绕过颈后,下端向上覆盖手和前臂,在锁骨上凹处打结。为减少摩擦,最好在打结处垫上软垫、毛巾等。

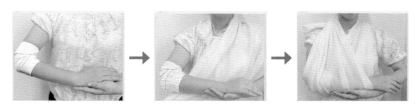

图6-15 三角巾包扎法

（二）包扎注意事项

① 充分暴露伤口，以便于包扎。

② 尽可能用无菌的敷料接触伤口，紧急情况时也可用清洁的布片。

③ 动作要迅速准确，轻巧敏捷，不可用手摸敷料（接触伤口的一面），不要因为包扎而加重伤员的疼痛、出血和伤口污染。

④ 应用三角巾包扎时，边要固定，角要拉紧，中心伸展，包扎要贴实，打结要牢固。不要在伤口上打结，以免压迫伤口而增加患儿痛苦。

⑤ 包扎不可过松或过紧，以防滑脱或压迫神经和影响远端血液循环。

⑥ 包扎四肢时，要露出指（趾）端来，以便随时观察局部血运情况。包扎后要检查远端脉搏跳动，触摸手脚有否发凉等。

四、固定

固定在骨折急救处理时是非常重要的一项技术。骨折发生后，应当迅速使用夹板或其他临时材料固定患处，对患儿损伤处进行制动，即让患肢保持原有的姿势，不可随意乱动，也不可再做任何活动。

（一）固定的目的

① 避免骨折断端刺伤皮肤、血管和神经，防止损伤更多组织、血管或内脏。

② 减轻疼痛，使患儿安静。

③ 防止创口污染加重。

④ 便于运送患儿。

⑤ 及时、正确的骨折固定对肢体功能的恢复有直接的影响。

（二）固定的方法

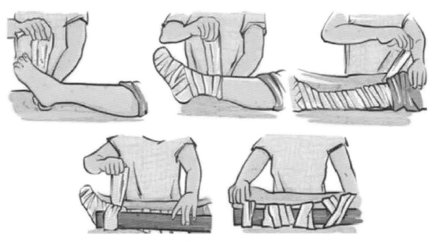

图 6-16　固定的方法

① 骨折固定的材料有组合夹板、三角巾、绷带、敷料；也可就地取材，如：树枝、棍棒、硬纸板、衣被、毛巾、布条、围巾、领带、自身肢体等。

② 骨折固定所用夹板的长度与宽度要与骨折肢体相称，其长度一般应超过骨折处上下两

个关节为宜。先固定近心端,再固定远心端。

③ 固定用的夹板不应直接接触皮肤,而应加衬垫,可用纱布、三角巾垫、毛巾、衣物等软材料垫在夹板和肢体之间。特别是夹板两端、关节骨头突起部位和间隙部位,可适当加厚垫,以免引起皮肤磨损或局部组织压迫坏死。

④ 固定、捆绑的松紧度要适宜,过松达不到固定的目的,过紧影响血液循环,易导致肢体坏死。

1. 四肢骨折固定要点

固定时,应先捆绑骨折处的上端,后捆绑骨折处的下端,将指(趾)端露出,以便随时观察肢体血液循环情况。如发现指(趾)苍白、发冷、麻木、疼痛、肿胀、甲床青紫时,说明固定、捆绑过紧,血液循环不畅,应立即松开,重新包扎固定。

2. 椎骨骨折固定要点

椎骨骨折一般应就地固定,不要随便移动患儿,不要盲目复位,以免加重损伤程度。非专业医务人员由于对椎骨的解剖结构不清楚,很可能在固定时造成二次损伤。在特殊情况下,专业急救人员无法到达现场,又怀疑患儿有颈椎骨折,需紧急转移至安全地带时,可让患儿取仰卧位,先用敷料或毛巾围绕颈部一圈,再上塑料颈托或用硬纸板做成的颈托(长40—50厘米,宽约10厘米),再用三角巾或毛巾、长筒丝袜、紧身裤包裹。颈托不能缠绕太紧,以免影响呼吸。在没有颈托的情况下,可就地取材,将衣物等揉成两个团,填塞在患儿头颈两侧,使头颈部不能随便转动。颈椎骨折固定方法操作难度大,不容易掌握,尽量原地固定等待专业医护人员施救。

五、搬运

搬运是创伤急救的最后一个环节,目的在于带患儿脱离危险地带,减少痛苦和二次伤害。常用的搬运有徒手搬运和担架搬运两种。可根据患儿的伤势轻重和运送的距离远近而选择合适的搬运方法。徒手搬运法适用于伤势较轻且运送距离较近的患儿,采取背、抱等方法。担架搬运适用于伤势较重,不宜徒手搬运,且需转运距离较远的患儿。

如怀疑患儿有脊柱、脊髓损伤,应将患儿放在硬板担架上,使其身体与担架固定牢固。尤其是颈椎损伤者,头颈部两侧必须放置沙袋、枕头、衣物等进行固定,限制颈椎各方向的活动,然后用三角巾等将前额连同担架一起固定,再将全身用三角巾等与担架固定在一起。

搬运注意事项:

① 先急救,后搬动。首先应检查患儿的头、颈、胸、腹和四肢是否有损伤,如果有损伤,应先进行急救,再根据不同的伤势选择不同的搬运方法。

② 病(伤)情严重、路途遥远的患儿,要做好专人途中护理,密切注意患儿的神志、呼吸、脉搏,以及病(伤)势的变化。

③ 人员、器材未准备完善时,不要随意搬动;运送伤者最好乘坐医疗救护车,由专业医护人员进行转运。

④ 上止血带的患儿,要记录上止血带和放松止血带的时间。

⑤ 搬运脊椎骨折的患儿,要保持患儿身体的固定。颈椎骨折的患儿除了身体固定外,还要有专业急救人员牵引固定头部,避免因移动加重损伤。

第三节 急救的种类与方法

一、中毒的急救

（一）急性中毒的定义

大量毒物短时间内经皮肤、黏膜、呼吸道及消化道等途径进入人体，使机体受损并发生功能障碍，称为急性中毒。小儿的中毒常为急性中毒，多发生在婴幼儿至学龄前期，且与周围环境密切相关。小儿接触的各个方面，如：食物，环境中的有毒动、植物，工、农业的化学药品，医疗药物，生活中使用的消毒防腐剂、杀虫剂和去污剂等，都可能使其发生中毒或意外事故。婴幼儿时期常为误服药物中毒，而学龄前期主要为接触有毒物质中毒。

（二）小儿急性中毒的特点

经消化道吸收中毒是最常见的中毒途径，其他途径包括经皮肤接触、呼吸道吸入、注射吸收、经创伤口创伤面吸收等。小儿急性中毒首发症状多为腹痛、恶心、呕吐、腹泻、发热等，严重者可出现惊厥或昏迷，甚至多脏器功能衰竭。健康婴幼儿突然起病，出现呕吐、腹泻，甚至痉挛，症状和体征难以用一种疾病解释；集体或先后有数人发病，临床表现相似；在婴幼儿身边发现原本盛放有毒物质的容器已打开或已变空；有毒物质附着在皮肤上，孩子皮肤被烧伤等，这些情形都要考虑急性中毒可能。

中毒常常有些特殊特征，如：呼气、呕吐物的特殊气味；口唇、甲床发绀或樱红；出汗异常；皮肤色泽异常；呼吸不规则；心律紊乱；等等。中毒原因不同，中毒途径不同，表现也不同。

1. 食物中毒

食物中毒包括感染性食物中毒（细菌、真菌或病毒）、化学性食物中毒及有毒动、植物食物中毒等。可出现包括恶心、呕吐、腹痛、腹泻等消化道的症状，严重的伴有发热、脱水、酸中毒，甚至休克昏迷。中毒后的潜伏时间不长，大多于半小时到24小时内发病，来势凶险，在托幼机构还易引起集体中毒。食物中毒很常见，尤其是在夏季。

2. 农药中毒

农药中毒以腹痛、呕吐、烦躁、胡言乱语、幻觉及昏迷等为主要症状。如果表现为分泌物过多，如：流涎，流泪，口有大蒜味，排尿、排便多，胃肠道不适和出现频繁的呕吐，瞳孔缩小，肌肉颤动，甚至麻痹，意识模糊，抽搐及昏迷，首先考虑有机磷农药（敌敌畏、乐果、敌百虫）和杀虫剂等中毒。

3. 毒鼠药中毒

毒鼠药进入人体后多在短时间出现中毒症状。敌鼠中毒表现为恶心、呕吐、食欲减退，后可出现鼻出血、便血、尿血等全身各处出血现象；毒鼠强中毒早期表现为头痛、头晕、恶心、呕吐，很快发生全身抽搐，甚至呈惊厥持续状态。

4. 常见药物中毒

药物中毒多出现恶心、呕吐、腹痛、腹泻及步态不稳等症状，婴幼儿可以出现惊厥。镇静剂中毒多为嗜睡、头痛头晕、昏迷等。

5. 强酸、强碱中毒

强酸、强碱中毒可有恶心、呕吐、呕血、口咽部糜烂、喉头水肿及口咽部、食道和胃灼痛、腹部绞痛等表现。

6. 一氧化碳中毒

一氧化碳中毒可出现口唇樱红色、头晕、耳鸣,严重者则可出现呼吸困难、惊厥甚至昏迷等。

(三)急性中毒的处理方法

1. 中毒的一般处理

① 小儿中毒是急诊,必须争分夺秒进行抢救。如果孩子在家中或幼教场所不慎误服了药物或毒性物质,应马上送医院进行抢救。若交通不方便或离医院较远时,应先叫急救车。

② 如果怀疑孩子急性中毒,应该尽快弄清孩子中毒的时间、误服了什么药物或食物、大体剂量,为就医提供病情资料。此时幼教人员或父母不要打骂和责怪孩子,以免孩子因为害怕不说出真实的情况而延误诊断。当把孩子送往医院急救时,幼教人员应将错吃的药物、药瓶或接触过的有毒物质带上,以便医生及时采取合理的解毒措施。一旦明确中毒原因,应尽快应用特效解毒剂。

③ 现场的急救措施包括迅速清理残余毒物,脱离有毒现场,采取各种措施减少毒物的吸收,促进毒物的排泄,维持生命体征。如果孩子已经昏迷,让其侧卧,头偏向一边,保持呼吸畅通。

2. 清除未被吸收的毒物

(1)对接触中毒的处理

迅速去除孩子被污染的衣服、鞋袜,用肥皂和清水清洗被污染的皮肤,特别要注意毛发及指甲部位。对一些能和水发生反应的物质,应先用棉花、布和纸吸除后,再用水清洗,以免加重损伤。若孩子的皮肤或眼睛接触了强腐蚀性液体,应迅速用大量清水冲洗与毒物接触部位。用清水冲洗酸、碱等毒物应至少 10 分钟,并尽快送往有治疗条件的医院就诊。

(2)对吸入中毒的处理

对于吸入中毒,如:煤气中毒,应将患儿移离现场,放置在通风良好、空气新鲜的环境,松开其领口、紧身衣服和腰带,以利于呼吸畅通。如果有条件,可清理呼吸道分泌物,并及时吸氧。

(3)对口服中毒的处理

对于口服中毒者,摄入毒物 1 小时内清除是最有效的。毒物的清除包括催吐、洗胃、导泻、全肠灌洗等。如果孩子误服的是一般性药物,可以让孩子多喝凉开水,使药物稀释并及时排出。洗胃、导泻、全肠灌洗等难度大,非专业医务人员不易掌握,应谨慎使用。简单催吐即用手指、压舌板、筷子等刺激孩子咽喉部,使其呕吐。催吐一般适用于年龄较大、神志清醒、合作的患儿。对于误服强酸、强碱类液体,一般不要催吐和洗胃,以免加重食道和胃壁的损伤,引起胃穿孔。误服强碱可服用弱酸溶液,如:食用醋、橘汁或柠檬汁,再口服生蛋清水、牛奶或植物油等。误服强酸可服用生蛋清水、牛奶等,然后服用植物油以保护消化道黏膜不受损害,此时应禁用小苏打(碳酸氢钠),以免产生大量气体造成胃穿孔。

(四)急性中毒的预防

1. 加强婴幼儿监护

婴幼儿中毒的主要途径是消化道,主要方式是误服,故不能让孩子远离监护者的视线。禁止小儿玩带毒性物质的用具(如：装敌敌畏的小瓶等)。

2. 加强药品管理

药品用量、用法或存放不当是造成药物中毒的主要原因。家长及幼教人员切勿擅自给小儿用药，更不可把成人药随便给小儿吃。不要将外用药物装入内服药瓶中。儿科医生开处方时是根据年龄、体重来计算药物的用量，家长在就诊时应准确提供孩子的相关信息。领药时要认真听清药剂人员对药量和剂型、服用方法的说明。家庭中一切药品皆应妥善存放，不让小儿随便取到。

3. 加强毒物管理

幼教机构及幼儿活动场所投放的灭鼠、灭蚊，以及其他杀虫药要严格按监控规章执行；毒饵投放地区应严加防范。教育孩子不要在正在喷洒或喷洒过农药的田间、草坪里玩耍。

4. 加强食品管理

通过正规渠道选购新鲜的鱼、肉、蛋、菜、牛奶等食材，防止污染变质，尤其是夏秋季节。不要随便采食野生植物。

5. 预防人为食品污染

幼儿园食堂、餐厅等场所应达到国家要求的卫生标准，其工作人员制作食品应严格按卫生规则进行操作。幼教机构从事食品工作的人员定期健康体检，合格者方能上岗，且应该掌握一些常见的食品安全知识，如：发芽的土豆不能吃；扁豆要高温煮熟透才能吃；对喷洒过农药的蔬菜、瓜果须经过规定时间后方可采食等。

6. 做好排气通风

冬季煤炉取暖一定要安装排气管道，使用燃气过程中要打开通风设备或开窗通风。

表 6-2　中毒的表现及处理

种类	表现	处理
食物中毒	夏季常见，潜伏期短，可出现恶心、呕吐、腹痛、腹泻等症状	催吐、洗胃、导泻，使用特效解毒剂
农药中毒	腹痛、呕吐、烦躁、幻觉、昏迷。有机磷中毒者口有大蒜味，流涎，流泪，排尿、排便多	皮肤接触者彻底清洗污染部位，误食者催吐、洗胃、导泻，使用特效解毒剂
毒鼠药中毒	敌鼠中毒：恶心、呕吐、食欲减退、全身各处出血。毒鼠强：早期为头痛、头晕、恶心、呕吐，很快发生全身抽搐，甚至惊厥	催吐、洗胃、导泻；敌鼠中毒：止血、补充维生素K1；毒鼠强中毒：控制惊厥，血液净化
常见药物中毒	恶心、呕吐、腹痛、腹泻及步态不稳；镇静剂中毒多为嗜睡、头痛头晕、昏迷等	催吐、洗胃、导泻，使用特效解毒剂
强酸、强碱中毒	恶心、呕吐、呕血、口咽部糜烂、喉头水肿及口咽部、食道和胃灼痛、腹部绞痛	强酸服用生蛋清水、牛奶等；强碱服用食用醋、橘汁或柠檬汁，后服生蛋清水、牛奶或植物油等
一氧化碳中毒	口唇樱红色、头晕、耳鸣，严重者则可出现呼吸困难、惊厥甚至昏迷	移离至通风良好、空气新鲜的环境，保证患儿畅通呼吸；有条件应吸氧

二、外伤的急救

常见的外伤包括擦伤、刺伤、割伤、瘀伤、脱臼与骨折、烧烫伤、电击伤、动物抓咬伤、节肢动物蜇伤等。

(一)擦伤

擦伤是指皮肤表皮或部分真皮的损伤,即通常所说的"擦破点皮",伤势大都比较轻微。

处理措施:

① 小面积的擦伤可以用清水,最好是生理盐水冲洗受伤部位。如果创面没有明显污染,可以外涂碘伏,以后反复涂药几次,直至创面结痂。

② 如果擦伤面积太大、伤口上沾有无法自行清洗掉的沙粒、污物,或受伤部位肿胀、严重疼痛、周边机体组织破碎、血流不止,或受伤位置很重要(如:脸部),建议还是送孩子去医院。

③ 对于大而深的伤口,应及时带孩子去外科做局部清创处理,并注射破伤风针剂。

(二)刺伤

刺伤指用锋利的东西刺或戳而受伤。刺伤多为锐性尖物所引起,这类伤易伤及深部组织和脏器,容易发生感染,特别是厌氧菌感染。

处理措施:

① 刺伤伤口窄、深、细菌不易被排出,在紧急处理刺伤伤口时,需要挤压伤口,这时会有血流出,同时细菌也会被排出。所以,处理刺伤伤口时要把手洗干净。如果匆忙中用不干净的手处理刺伤伤口,反而可能导致细菌入侵、产生炎症。

② 如果是木屑、玻璃碎片、脏物、残渣等异物刺入皮肤,并滞留在皮肤中,需用无菌镊子小心地将伤口里的异物取出,随后用清水清洗伤口,然后涂抹抗生素软膏。假如玻璃碎片刺入皮肤深处,不易拔出,应立即去医院。因为一旦处理不当,会导致流血更多,甚至损害血管、内脏。

③ 如果是铁钉导致刺伤,应首先用消过毒的镊子或小钳子顺着铁钉扎入的方向向外拔出。拔出时用力要均匀,不要左右晃动,以减少对周围机体组织的损伤。铁钉应拔出后,可用力在伤口周围挤压,挤出瘀血与污物,用清水清洗伤口,以减少伤后感染。如果铁钉断在伤口里,应让孩子马上停止走动,并将取出的部分钉子与孩子一起送到医院,通过手术拔除。

④ 如果异物嵌入比较深或比较粗大(比如树枝),不要自己拔出来,也不要直接按压伤口,应立即带孩子去医院。

⑤ 刺伤伤口无论多小,都有患上破伤风的危险,尤其是刀具或铜铁制品刺伤,所以要带孩子及时就医,必要时注射破伤风针。

(三)割伤

割伤是刀、剪、玻璃片或锋利的器具造成的损伤,切割伤口达到皮肤下的组织。

处理措施:

① 被刀割伤的时候,先用清洁物品止血,再用绷带固定住。当伤口流血不止时,可以用加压包扎法止血,用干净纱布压迫伤口止血。

② 如果是手指出现割伤,而且伤口流血较多,可以采用指压止血法,即紧压手指两侧动脉,在施压 5—15 分钟后,一般便可止血。如果上、下肢割伤止不住血,可以用止血带止血(具体参见第二节止血带止血法)。

③ 在出血停止后,可用75％酒精或碘伏消毒伤口周围的皮肤,再用无菌纱布覆盖,最后用绷带包扎。如伤口小,可以用创可贴覆盖。

④ 割伤初步处理后尽快送医院,由医生根据伤口情况决定是否需要注射破伤风针,必要时予以缝合,以免留下疤痕。

(四) 瘀伤

淤伤多是外力导致皮下毛细血管破裂,血液从毛细血管破裂处渗至皮下,在皮肤表面可以看到一片瘀青。渗至皮下的血液属于异物,因为皮下神经丰富,所以疼痛感明显。

处理措施:

① 瘀伤通常能自愈,也可以采取一些措施帮助孩子减轻疼痛或肿胀。如果皮肤上出现瘀血,可用凉水或冰块冷敷消肿。如果受伤部位是胳膊或腿,那就将胳膊或腿抬高,可助消肿。

② 发生瘀血24小时后,可以用温水热敷患处,也可以用红花油等活血化瘀的外用药促进局部血液循环,加速瘀血消散。

③ 皮下瘀血通常都能被机体慢慢吸收,时间大约需要2周。但是,如有孩子因头部的瘀伤反复哭闹不止或精神萎靡、耳后有瘀伤、瘀伤疼痛超过24小时、瘀伤14天还没有消退等情况,应尽快带孩子去医院检查处理,排除颅内出血等情况,不可因大意延误了病情。

(五) 脱臼与骨折

脱臼即关节脱位,是指构成关节的上下两个骨端失去了正常的位置,发生了错位。脱臼常发生在下颌、肩、肘、髋关节等部位,一般都是牵拉不当或有外伤史。例如桡骨小头半脱位(俗称手臂脱臼)在5岁以下儿童中非常常见,由于孩子体重远远大于其胳膊韧带所能承受的重量,成人有意无意的暴力牵拉下常常引起手臂脱臼。

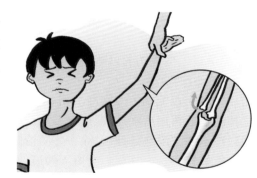

图6-17　暴力牵拉引起手臂脱臼

骨折是指骨结构的连续性完全或部分断裂。意外摔伤引起的骨折是儿童常见的损伤,通常上肢骨折多于下肢骨折,大多是非移位的,不需要手术。但骨折若发生在关节附近,特别是伤及生长板时,常常需要手术复位。

骨折或脱臼如不及时处理,会使关节不同程度地丧失功能,严重时还可损伤血管和神经。所以,及时发现孩子骨折或脱臼并及时治疗是非常重要的。但是孩子表达能力不好,受伤后往往不会主动说明,家长或老师只能通过观察孩子的症状来判断孩子是否是骨折或脱臼。

1. 脱臼的表现

① 脱臼后患处出现肿胀、疼痛及活动功能受限。孩子没办法自如地活动受伤的关节,不能抬举,不能拿任何东西。孩子发生脱臼时,往往会突然大哭大叫。会说话的孩子会指着受伤的部位说疼。

② 依据脱臼的部位,可出现活动受限的特定体位。因肢体形态位置变移,可出现肢体缩短或延长,关节处明显畸形。如果是肘关节脱臼,观察可以见到孩子的肘关节有轻度的弯曲,并且手心向下垂于胸前。

③ 与平时摔倒或其他原因受伤后,孩子渴望家长拥抱安慰的表现不一样。由于脱臼后剧烈的疼痛,孩子往往拒绝家长的拥抱。

2. 骨折的表现

① 骨折后患儿常常面色苍白、出冷汗,触摸受伤部位或活动时疼痛严重。

② 骨折部位局部明显肿胀或有外形改变,孩子哭闹不止。

③ 仔细检查受伤部位可以有骨擦音。

3. 处理措施

① 限制行动。孩子骨折或脱臼后因为疼痛会大哭大闹,应该第一时间安抚孩子的情绪,关键是限制孩子的行动。

② 固定患处。不管是骨折还是脱臼,患处频繁活动都容易进一步加重损伤。因此,务必帮孩子固定患肢。例如桡骨小头半脱位(肘关节脱臼)的固定方法是用大围巾折成三角形,将孩子的患肢悬吊在胸前。对于骨折,可找小木板或树枝等物作为夹板,附于患侧肢体上进行固定。

③ 安全转运。经以上现场救护后,应将患儿迅速、安全地转运到医院救治,请专业医生为其处理。转运途中要注意动作轻稳,防止震动和碰到伤肢,以减少患儿的疼痛;注意保暖,并严密观察患肢的血运情况。

(六) 烧烫伤

烧烫伤是小儿常见的意外伤害之一,以沸水、滚粥、热油烫伤多见,少数为火烧伤或其他高温物质及化学物质所致。受伤的程度与热源温度和接触时间密切相关。发生烧烫伤时,急救人员应迅速帮助孩子脱离现场,消除致伤原因,同时评估儿童气道、呼吸、循环等生命体征情况,排除吸入性烧伤的可能。

1. 处理措施

① 冲:以流动的冷水冲洗伤口 15—30 分钟,以快速降低皮肤表面热度。石灰粉烧伤应先去掉粉粒后再用清水冲洗,避免石灰遇水产热而加重烧伤。有一些烧烫伤面积小,深度也浅,经过冷水冲洗浸泡处理后,涂一些防治感染、促进创面愈合的药物,比如湿润烧伤膏,过几天就会自行好转、愈合,甚至不会留下瘢痕。但是如果孩子烧烫伤面积大,程度比较深,用冷水处理可能会加重全身反应,应该立即送医院。

② 脱:迅速小心地除去热液浸透的衣物,必要时可以用剪刀剪开衣服,或暂时保留粘连部分。尽量避免将水疱弄破,也不要乱涂药水、药膏。

③ 泡:在冷水(加冰块)中持续浸泡 10—30 分钟,可减轻疼痛及稳定患儿情绪。如果烫伤处出现水疱,可直接将烫伤部位置于冷水中浸泡。早期的冷水处理对创面的愈合有很大的好处:第一能减轻疼痛;第二可以减轻水肿及余热造成的深部组织损伤;第三可减少创面的毒性物质。不过,如果烧烫伤面积大或孩子年龄较小,则不要浸泡过久,以免体温下降过多或延误治疗时机。

④ 盖:对发生在四肢和躯干的创面,清洁创面后可涂上烫伤药膏,用无菌纱布等覆盖受伤部位。简单覆盖即可,不必严密包扎。不要在受伤部位涂抹米酒、酱油、牙膏、浆糊、草药等,这些东西不但无助于伤口的复原,还容易引起伤口感染,并且影响医护人员的判断和紧急处理。头、面、颈部的轻度烫伤,经过清洁创面涂药后,不必包扎,让创面裸露,与空气接触,这样可使创面保持干燥,加快创面复原。

⑤ 送:孩子发生烧烫伤,简单急救处理后应尽快送到有烧伤病房或烧伤中心的医院治疗。因为小儿皮肤娇嫩且自己不能消除致伤原因,故同等条件下小儿烧烫伤程度往往比成人严重。小儿机体抗感染能力较弱,且创面被污染的机会又多,因此发生局部和全身感染的机会

也超过成人，易发生败血症。同样面积的烧伤，小儿比成人更容易发生脱水、酸中毒及休克。严重烧烫伤者口渴时最好喝淡盐水。

2. 烧烫伤的预防

（1）防止烫伤

① 冬天洗澡时先放冷水后加热水，建议最高水温不超过 38℃，以接近人体体温为佳。取暖时防止热水袋或保温壶内的热水渗漏。

② 温度较高的液体及其容器，如：热水瓶等应放在孩子不能攀及或撞翻的安全地方，最好加上护栏。不要让孩子接触有高温及蒸气的东西，包括饮水机、微波炉等。

（2）防止火、电及其他烧伤

① 不要将孩子单独留在厨房中或火炉旁。

② 教育孩子不要玩火，尽量不要燃放烟花爆竹。

③ 教育孩子不随意摆弄电器，不玩耍和接近电源开关、插头、电线等。

④ 游戏场所或家里不要存放化学物质。

（七）电击伤

电击伤，俗称"触电"，是由电流通过人体所引起。电击伤是一种非常严重的意外伤害。孩子触电的常见原因是年幼无知，用手指或通过一些金属工具塞进电源插孔，或用手指玩弄绝缘已损坏的电线、电灯开关、灯头等。在靠近电线处放风筝时，线绕在电线上，或爬上电线杆玩弄电线，都容易引起触电。雷雨时，在树林或高大建筑物下躲雨，或在野外行走，也容易遭受雷击。

1. 处理措施

① 迅速脱离电源。如触电发生在室内，可迅速采取拔去电源插座、关闭电源开关、拉开电源总闸刀的办法切断电流。如果总开关离现场较远，则应利用现场一切可以利用的绝缘物，如：木头、竹竿、塑料制品、橡胶制品、瓷器、皮带或绳子等不导电物体使患儿脱离电源。在患儿脱离电源前，禁止直接拖拉触电患儿，防止急救者自身触电。

② 心肺复苏。使触电者脱离电源后，应立即检查其神志、呼吸、心跳及瞳孔等重要生命体征。如患儿呼吸心跳停止，应立即拨打 120 急救电话，同时进行心肺复苏术。对已恢复心跳的患儿，不要随意搬动，以防心室纤颤再次发生而导致心跳骤停。应该等医生到达后或患儿完全清醒后再搬动。如触电时间较短，患儿可能仅有短时间的头晕、心悸或轻度恶心感，此时虽程度较轻但也需去医院检查。因为电流对心脏传导系统具有的强烈刺激作用，临床表现可能由轻到重有一个过程，如果处理不及时，可能出现心律紊乱、心室纤维颤动，从而导致死亡。

③ 对灼伤部位进行处理。低压电流造成的灼伤创面小，边缘规则，与健康皮肤分界清晰。创面呈焦黄或褐黑色，可以深达皮下脂肪层，多数见于手臂及脚。一般为一个进口，而出口可以有一个以上。高压电或闪电击中的伤则面积较大，伤口深，有时可见到电伤烙印或闪电纹。处理原则和方法与烧烫伤处理相同。体表电灼伤创面周围皮肤用碘伏处理后，加盖无菌敷料，以减少污染。

2. 电击伤的预防

① 定期检查电气装置和工具。注意电线是否因年久失修而有破损的现象，如有电线断落应及时请专业人员修理。室内插座的位置安装在孩子触摸不到的高度，或是采取插座加盖等一些安全保护措施。电插板用完后及时收起。

② 为孩子购买合格安全的电动玩具。教育孩子不要玩弄电器，尤其不要湿手触摸电源、电器等。使用电风扇、电烤炉时要有家长在场。

③ 雷雨时不要在大树下躲雨。

（八）动物抓咬伤

小孩子喜欢接触小动物,一不小心被抓咬是很常见的。猫和狗等动物唾液里往往携带某些人畜共患的细菌或病毒,有可能通过抓咬将疾病传染给人,如:狂犬病、猫抓病性淋巴结炎、巴氏干菌病、破伤风等全身性疾病和葡萄球菌、绿脓杆菌等局部性感染。特别需要注意的是狂犬病,目前尚无特殊有效的治疗方法,感染后的死亡率几乎是百分之百,但只要做好咬伤后第一时间的处理和及时的主动免疫及被动免疫,治愈率也几乎是百分之百,所以治疗的关键是及时处理和主动免疫接种治疗。

1. 处理措施

① 冲洗。当孩子被狗、猫等宠物抓咬伤后,为防止病毒快速进入神经系统,可先用20％的肥皂水(或者其他弱碱性清洁剂)和一定压力的流动清水交替彻底清洗伤口,冲洗时间至少15分钟。然后用生理盐水(也可用清水代替)将伤口洗净,最后用无菌脱脂棉将伤口处残留液体吸尽,避免在伤口处残留肥皂水或者清洁剂。

② 消毒。在彻底冲洗后,用2％—3％碘酒或75％酒精涂抹伤口,以清除或杀灭局部的病毒。对未伤及大血管的伤口不要缝合,也不必包扎。若有出血现象,则必须先止血,再以干净的纱布盖住伤口。

③ 控制感染。在做完这些紧急处理后,要尽快把孩子送往医院进一步治疗。如果被没有预防接种过狂犬疫苗或被疑似感染狂犬病毒的动物咬伤后,应在24小时内接种狂犬疫苗,并根据伤情和医生建议使用破伤风抗毒素和抗生素等,以控制感染。

2. 动物咬伤的预防

① 一旦发现宠物对着孩子发出嘶嘶声、吠声、低吼声或者有发怒的迹象时,应及时制止,并将宠物和孩子隔离开。

② 不要随意逗弄猫、狗等小动物,尤其是正在吃东西或睡觉的狗、猫。如果有陌生的猫、狗走近,应告诉孩子先站着别动,千万不能跑,更不能踢打惹怒猫、狗。

③ 尽量不要让孩子与宠物单独在一起,不要让孩子单独给宠物喂食,不要轻易带陌生的小动物回家饲养,远离流浪狗、猫。

（九）节肢动物蜇伤

除了夏天发生频率很高的蚊虫叮咬伤外,各个季节孩子在户外活动时都有可能被一些节肢动物叮咬。

1. 处理措施

① 孩子被蚊虫叮咬后,用冰块或凉水冷敷,这样皮肤的血管就会收缩,蚊虫分泌的毒素就不能扩散。大部分蚊虫叮咬都不严重,可以擦适合小儿外用的止痒药膏。尽量不让孩子抓挠伤口,如果把叮咬的部位挠破,毒素就会扩散到周边机体组织,可能引发脓疱疮。

② 孩子被蜜蜂、黄蜂、蜈蚣、蝎子、蜘蛛等叮咬后,会引起局部的疼痛、红肿、出血等症状,这些毒性反应只是局部的发炎现象,但有的会持续扩大甚至造成全身的反应。

● 如有毒针和毒毛遗留,可先用镊子将毒针或毒毛拔掉。如果有透明胶带,可粘在被蜇部位后再用力撕开,去掉毒针或毒毛。

● 蜈蚣、蝎子、蜘蛛、蜜蜂蜇伤后,局部症状较重的,可以用吸奶器或拔火罐拔毒,然后用弱碱性液体冲洗伤口,比如肥皂水,然后用3％氨水或5％—10％的碳酸氢钠液(小苏打)湿敷伤口。黄蜂蜇伤则要用醋酸或食醋洗敷，以减轻疼痛和肿胀。如果蜇伤部位局部红肿、疼痛明显，要尽快在蜇伤处近心端5—10厘米处用绷带等扎住，阻止毒液上行。如果出现荨麻疹、眼睑肿胀等过敏症状，可根据医生建议服用一些抗过敏药物。

● 黄蜂、蜈蚣、蝎子等毒性较强，可引起全身严重症状，一旦发现孩子有头痛头晕、呼吸困难、出汗麻木等症状，要立即送最近的医院急救。

2. 节肢动物蜇伤的预防

① 经常给孩子洗澡，保持身体、衣物的清爽干净。

② 孩子的房间保持整洁干净，空气新鲜。家中的垃圾及时处理，以免蚊虫孳生。

③ 户外活动时，成人要时刻小心，密切监护。在孩子裸露的头部、胳膊、腿上喷晒儿童专用的驱蚊药水；给孩子穿长衣长裤，避免穿色彩鲜艳的衣服；嘱咐孩子少去潮湿、杂草丛生的地方；发现蜂窝要绕行，千万不要因为好奇去捅蜂窝。

三、意外窒息的急救

（一）意外窒息的定义

意外窒息通常是指由于气道受阻，人体的正常气体交换无法进行，最终导致组织器官缺氧。婴幼儿气管很细，即便是很小的颗粒被误吞入或吸入，都极有可能阻塞气道，导致窒息。据统计，意外窒息是我国未满1岁儿童意外伤害死亡的首位原因。每年有超过2500名的0—4岁的幼儿因意外窒息而夭折，而更多的幼儿因此而终生残疾。

（二）意外窒息的原因

① 溢奶。婴幼儿吃完奶后仰卧位睡觉，容易发生溢奶而吸入气管。

② 与父母同床睡觉。父母熟睡时手臂或后背等压迫婴儿，会阻塞婴儿呼吸；夜间卧位哺乳，妈妈熟睡后乳房可能堵塞婴儿口鼻；被子、松软枕头或床上衣物捂住婴儿口鼻等都可造成窒息。

③ 食物或玩具碎片吸入，如：果冻、花生、西瓜子、葵花籽、松子等，都可吸入气道，引起幼儿窒息死亡。

④ 绳子绕颈，如：挂在婴幼儿脖子上的饰物，因绳子缠绕打结可导致窒息。

⑤ 被封闭于或陷入低氧环境，如：被意外关入汽车或其他不透气的地方等都会导致意外窒息。

（三）意外窒息的处理

婴幼儿发生窒息，应迅速进行急救，同时拨打120急救电话。

急救者首先要确认孩子呼吸道是否畅通。如果是奶汁、痰液阻塞引起的窒息，应让孩子侧卧并拍打其背部，设法利用吸管或吸奶器吸出奶汁或痰液。如果异物较小，进入气道后，孩子马上会出现剧烈呛咳，吸气性呼吸困难，异物可能因为剧烈咳嗽咳出来。如果咳不出来，也不要因为太过着急而用手指去挖，这样反而容易让异物更加深入，甚至阻塞孩子整个呼吸道，导致孩子呼吸、心跳停止。若孩子可以哭或呼吸，可以尝试让他自己把东西咳出来。如果进入气道的异物较大，或是奶汁、痰液把气道完全阻塞，孩子马上会出现"三不"症状：不能咳嗽、不能呼吸、不能发声。孩子常用手抓压颈部，很快面色青紫，烦躁不安，意识丧失，心跳、呼吸停止。这种情况非常紧急，就要马上采用海姆立克（Heimlich）急救法进行急救，具体如下：

1. 小于1岁的婴儿

① 背部拍击法。将孩子面朝下托于急救者的前臂上，头低于躯干。紧握婴儿的下颌来支撑婴儿的头。将前臂置于大腿上来加强支撑。用另一只手的手掌根在婴儿背部两肩胛骨之间

用力快速地拍打 4—6 次。

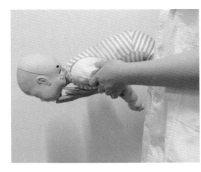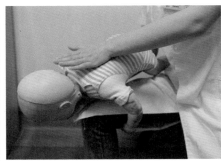

图 6-18   背部拍击法

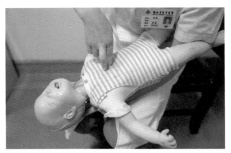

图 6-19   胸部手指猛击法

② 胸部手指猛击法。如果异物没有被吐出来,应立即使婴儿面朝上呈仰卧位。一手放在婴儿的背部,握住婴儿的头,抱婴儿的手前臂置于急救者的大腿上,保持婴儿的头略低于躯干。急救者把食指和中指放在婴儿胸骨中央,大约是两乳头连线与胸骨中线交界点下一横指的位置(胸外心脏按压部位相似),用力快速地压挤胸部 4—6 次,必要时可与拍背法交替使用,直到梗塞物被吐出来或孩子恢复知觉为止。

③ 假如婴儿变得没有反应,也没有呼吸,应马上拨打 120 急救电话,并立即就地进行心肺复苏。在施救过程中,假如看见婴儿嘴中的异物,应立即把它取出来。

2. 超过 1 岁的幼儿

超过 1 岁的幼儿,也可以按上述方法进行急救,但如果单手操作困难,则可以采用腹部手拳冲击法急救:

① 站或跪在幼儿的后方,用手臂圈住孩子臀部的上方。一只手握拳,然后把拳头的拇指侧靠向幼儿腹部的中间、肚脐眼的上方。

② 用另一只手抓住拳头,然后用快速、向上的推挤动作压向孩子的腹部 6—8 次,直到幼儿咳出异物。

③ 假如幼儿已经无意识、无反应,也没有呼吸,应立即就地进行心肺复苏术。在施救过程中随时注意幼儿口腔,假如看见异物,立即把它清除出来。

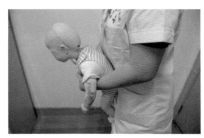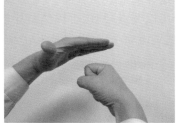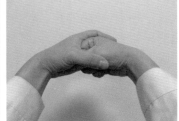

图 6-20   腹部手拳冲击法

（四）意外窒息的预防

1. 改变不良育儿行为

① 让婴幼儿单独睡一个被子，最好让婴幼儿单独睡小床。

② 冬季给孩子的盖被不要过厚，被子不要盖到孩子的鼻子，头上不要盖衣物。

③ 抱起婴儿喂奶，吃完后注意拍"嗝"后再放下睡觉，将婴儿身体和头侧向右侧。

④ 严禁搁奶，不要将奶瓶随便往婴儿嘴里一放却不看管，这样容易造成溢奶窒息。

⑤ 不要给孩子穿有系带的衣服，去掉孩子衣服上的装饰物。

⑥ 婴幼儿哭吵或大笑时不要喂食、喂药。

2. 进行安全宣传教育

① 告诉孩子进食时不要说话，不要大笑，不要嬉戏打闹等。

③ 不让孩子把小玩具和硬币等含入口中玩。

3. 加强安全管理及培训

① 为婴幼儿提供安全的食品，不给 3 岁以下婴幼儿吃果冻、花生及带壳类坚果。

② 根据年龄选择玩具，1 岁以下的婴儿是通过嘴认识物品的，所以 0—3 岁的婴幼儿应该选择大于嘴巴的玩具，且不要有小的零配件。

③ 加强校车安全管理，提高幼教护理人员的责任心，严禁私车及不达标校车擅自运营。

④ 加强对父母及幼教人员安全急救培训，提高现场急救能力。

四、溺水的急救

世界卫生组织（WHO）2014 年首次发表的《全球溺水报告：预防一个主要杀手》中指出，溺水是各区域儿童和青年十大主要死因之一，每年共有 37.2 万人溺水死亡。该报告还指出，五岁以下儿童溺水率最高；男性溺水率是女性两倍以上；90% 以上溺水事件发生在低收入和中等收入国家，其中非洲、东南亚和西太平洋区域溺水率最高。

（一）溺水的定义

目前世界范围内公认的溺水定义是"呼吸道浸没或者浸入液体造成呼吸障碍的过程"。就是说，无论整个身体是不是在水中，只要呼吸道（口鼻）淹没在水中造成呼吸障碍，都属于溺水。

世界卫生组织 Etienne Krug 博士指出，"几乎一切有水的地方都有溺水风险，尤其在家里和家周围。日常生活中，溺水往往发生在浴缸、水桶、池塘、江河、水沟和水池中。我们知道如何预防，而同时每年却有几十万人溺水死亡，这是令人无法接受的"。令很多人大感意外的是，13% 的 1—4 岁幼儿溺水发生于居家水容器，超过发生在湖泊和河流之和。

（二）溺水的原因

儿童，尤其是婴幼儿，呼吸系统尚未发育完善，加之活动能力弱，更缺乏游泳的技巧和能力，因此，只需要少量水——少到 3 厘米深，只要可以淹没孩子的口鼻——溺水就可能发生。因此，居家水容器中少量的水，对于婴幼儿来说都是不可忽视的危险之地。小婴儿自己不会走动，完全依赖于监管者的照看，除非意外跌落家中的盛水容器内，通常不会发生溺水。1—3 岁的幼儿活动范围增大，同时对溺水风险完全缺乏认识，而这个年龄段的孩子又喜欢玩水，更容易发生溺水。

（三）溺水的急救

溺水一旦发生，往往只需 4—6 分钟就会导致死亡，所以快速有效的现场急救对于溺水儿

童的预后起着关键作用,必须争分夺秒。特别要注意以下几点:

① 脱离水源,尽早呼救。施救者以最快的速度将溺水患儿从水里救上岸,并拨打120急救电话。

② 观察评估,通畅呼吸。将溺水患儿平卧,解开其衣服及裤带,拍打并呼叫,观察其意识及有无呼吸、心跳,并迅速清除其口腔和鼻腔内污物。抬高患儿下颌,避免舌后缀阻塞气道,让其呼吸道畅通。

③ 如果孩子有呛咳,能哭出来,可以将其置于侧卧位,帮孩子拍背,让他咳出吸进去的水。如果患儿有心跳,喘息样呼吸或呼吸暂停,应立即给予人工呼吸:捏住其鼻孔,深吸一口气后,往其嘴里缓缓吹气,待胸廓有抬起时,放松其鼻孔,以每分钟16—20次为宜,直至患儿呼吸恢复。

④ 如果溺水者无呼吸、心跳,应马上实施心肺复苏。心肺复苏一定要持续进行,直到溺水者心跳、呼吸恢复或急救车及医师到来。

⑤ 如果孩子意识恢复,有心率和呼吸,最好让其侧卧,避免呕吐物误吸入肺,取复苏体位。同时注意保暖,陪伴孩子等待急救车。

⑥ 溺水的急救最重要的是心肺复苏。网上流传的所谓"倒挂控水法"是不可取的。如果溺水者有呼吸、心跳,可将其腹部置于抢救者屈膝的大腿上,使溺水者成为头低臀高位,手压其背部排出肺、胃内积水,动作一定要迅速敏捷;如果孩子呼吸心跳停止或无法明确判断,就需要立刻进行心肺复苏,不需控水。

(四)溺水的预防

绝大多数婴幼儿溺水是可以通过适当的干预措施避免发生的。因而作为婴幼儿教育护理人员,一定要重视溺水的预防。

1. 强化监护者的安全意识

作为监护人或者其他看护者,首先必须认识到水对于婴幼儿安全的威胁性。任何自然或者人为制造的水域或者积水都有可能造成婴幼儿溺水。现实中很多人对此恰恰缺乏认识,许多幼儿在家里中溺亡的案例都与监护者的大意脱不了干系的。所以只有提升监护者的认识和安全意识,才能把具体的预防措施落到实处。

2. 加强对孩子的监管和看护

幼儿已经具备一定的运动能力,这个年龄段的孩子总是喜欢不停地到处跑,其好奇与想象力是成人无法预估的。而监护者对此却认识不足,总认为孩子还小,不会跑太远,因此往往疏于看护,酿成悲剧。因而当孩子在水中或者水域周围活动时,看护者必须精力高度集中,视线一刻都不能离开孩子,不要打牌、看书、讲电话、玩手机、干家务等,避免服用可能分散注意力的药物,不能喝酒。

3. 水域安全性保障

将婴幼儿可能进入的水域隔离。物理隔离屏障的建立在西方国家已被证实为行之有效的举措之一。研究发现,在孩子可能进入的水域建立四面封闭的物理隔离屏障,可以预防75%的幼儿溺水。当然,通过物理屏障隔离所有自然水域事实上难以实现,但是尽力消灭家中、幼教场所,以及附近的人工水域和水容器带来的安全隐患是完全可能的。比如,覆盖所有露天水井、水池;所有水容器使用后要将水倾倒干净,若需要蓄水应将水容器放到婴幼儿接触不到之处。

4. 人人具备安全救援和心肺复苏技能

溺水一旦发生,时间就是生命。WHO 2014 年发布的全球溺水报告中明确指出,同时进行胸外按压和口对口人工呼吸是溺水急救唯一有效的方法。因此对婴幼儿监护者(包括亲属及幼教护理人员)进行溺水安全救援和心肺复苏培训对于预防致死性溺水的发生就具有非常重大的意义。

五、中暑的急救

(一)中暑的定义

中暑是指长时间暴露在高温环境中或在炎热环境中进行体力活动引起机体体温调节功能紊乱所致的一组临床症候群,以高热、皮肤干燥,以及中枢神经系统症状为特征。婴幼儿各个系统和脏器发育还不完善,体温调节能力比较差,肌肤较薄,皮下脂肪丰富,尤其是在新生儿体内,具有保温作用的棕色脂肪含量较高,不利散热,因此婴幼儿比成人更容易中暑。

(二)中暑的原因

1. 产热增加

高温环境中,小儿活动量多,机体产热增加,容易发生热蓄积,如果没有足够的防暑降温措施,就容易发生中暑。

2. 散热减少

环境温度过高;穿透气不良的衣服;汗腺功能障碍,如:先天性汗腺缺乏症、广泛皮肤烧伤后疤痕形成等;一些家长怕孩子受凉,一味地给孩子加衣,保暖过度;等等。这些情况都很容易使婴幼儿中暑。

3. 热适应能力下降

热负荷增加时,机体会产生应激反应,通过神经内分泌的各种反射调节来适应环境变化,维持正常的生命活动。当机体这种调节能力下降时,对热的适应能力下降,机体容易发生代谢紊乱而发生中暑。

(三)中暑的表现

1. 查表象

孩子一旦中暑,起先是肤色发红,虽然很热,但可能不会流汗(这是中暑最典型的现象之一)。触摸感觉皮肤干燥温热,孩子烦躁不安及哭闹,呼吸及脉搏加速,嘴唇发干。接着会显得倦怠、昏眩,年龄大的儿童会诉头痛,严重的可出现惊厥、昏迷,甚至休克。

2. 测体温

体温升高是中暑的主要特征之一,轻度中暑体温在 38℃ 以上,重度中暑体温可超过 40℃。体温越高,持续时间越久,预后越差。

(四)中暑的急救处理

1. 降温

① 立即将患儿移到通风、阴凉、干燥的地方,如:走廊、树荫下,使其平躺仰卧。解开患儿衣服和裤带,可以用电扇及空调等降低环境温度。给患儿额部涂清凉油、风油精。

② 可用温凉的湿毛巾擦拭患儿全身(以自来水润湿即可,切勿以酒精或冰水取代),上肢擦拭顺序:侧颈——肩——上臂——外侧手背,侧胸——腋窝——上臂内侧——肘窝——手心;背部擦拭顺序:自颈下至臀部;下肢擦拭顺序:自髂骨沿大腿外侧至足背,自腹股沟内侧

至内踝,自臀下沿大腿后侧经窝至足跟。还可用低于体温的温水洗澡,使患儿体温(肛温)能降到38℃以下即可,勿使体温剧降、过低。不要使用冰水或冰块,因为过冷的冰水会使皮肤血管极度收缩,皮肤血流阻断而无法继续排热。

③ 一般不要用退烧药,因为退烧药作用的机理(降低温度中枢的设定)反而对身体不利。

2. 维持呼吸道的通畅

出现惊厥的患儿,要使其侧卧,解开衣领,清除口、鼻、咽喉分泌物和呕吐物,以防吸入窒息。在上、下磨牙间安放牙垫或纱布垫,防止舌咬伤。严重者给氧。

3. 忌大量饮水

对意识清醒或经过降温清醒的患儿,可以每隔十到十五分钟给予一些不含咖啡因的清凉饮料,如:绿豆汤、淡盐水等解暑,还可服用人丹和藿香正气水(有呕吐现象的患儿不可饮用)。不要给孩子喂大量的冷开水,以免造成体内的水分和盐分流失。

4. 穴位按摩

按摩穴位可以部分缓解中暑症状。对大汗虚脱的患儿可以掐其人中穴、内关穴,以及合谷穴。人中沟为鼻子下边与上嘴唇的中间的一道小沟,人中穴在人中沟上 1/3 的地方。内关穴位于手掌侧腕横纹正中直上 2 寸。合谷穴在第 1—2 掌骨之间,取穴时,稍握拳,虎口向上,在靠近第 2 掌骨桡侧中央。用手按压,有明显的酸痛感的地方即是合谷穴。

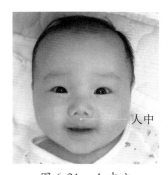
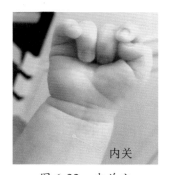
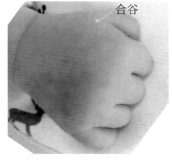

图 6-21　人中穴　　　　图 6-22　内关穴　　　　图 6-23　合谷穴

5. 尽快送医

对于中暑较严重的患儿,应尽快送到医院进行观察和治疗。

(五)中暑的预防

① 夏季带孩子外出要使用儿童专用防晒霜,配备遮阳用品——遮阳伞、草帽,选择有树荫遮挡的阴凉路段走,不要让孩子在太阳下曝晒。

② 夏季组织户外活动,最好随身携带必要的防暑药物,如:清凉油、人丹、十滴水、风油精等,备开水或淡盐水。

③ 维持四周环境通风,并保持温度的适宜。不要单独将婴幼儿留置于车内,尤其是没冷气的密闭车厢内。

④ 应为婴幼儿选浅色、轻巧、宽松、透气的衣服,不要包裹太紧。

⑤ 合理饮食,及时补充水分。饮食以清淡为好。婴幼儿有发烧或腹泻的情况,要特别注意补水,勿使身体因水分丧失过多而导致脱水。婴幼儿由于胃肠功能发育不全,应少吃冷饮。

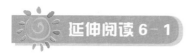

延伸阅读6-1

婴儿捂热综合征

婴儿捂热综合征又称闷热综合征、捂被综合征、蒙被综合征等,也有人称之"冬季中暑",多是由于过度保暖、捂闷过久引起婴儿缺氧、高热、大汗、脱水、抽搐昏迷,乃至呼吸衰竭的一种冬季常见急症。每年11月至次年2月为发病高峰期,以小婴儿尤其是新生儿更为多见。该病易累及全身多器官而致多脏器功能障碍,脑部缺氧损害最为突出。1岁以内的婴儿,特别是新生儿,若不注意科学护理,最易诱发此症。

在寒冷的冬季,有些家长惟恐孩子着凉感冒,往往会关门闭窗,给孩子身上裹上大衣、毛毯,还要加上热水袋等等。这就使得孩子如同生活在一个"人造夏季"的环境里一样,此时身体必须动员汗腺分泌汗液来散发热量,以维持内环境稳定。小婴儿神经系统发育不完善,中枢神经调节功能差,对外界环境适应力差,体表汗腺功能不成熟,通过排汗散热功能差,自己力量又小,无法从衣物中挣脱。捂热时间过长,其体温不断上升,造成身体慢性缺氧而导致一系列的病变,即表现中暑症状:面红耳赤、大汗淋漓,因水分的大量丢失,出现烦躁不安、口干、尿少、前囟及眼眶凹陷、皮肤弹性降低等脱水症状,同时有持续高热,体温可达39℃—41℃。严重者可出现呕吐、呼吸困难、口唇及四肢发绀、尖叫、反复抽搐、昏迷。若抢救不及时,可很快休克乃至死亡。侥幸存活的患儿,也会遗留有智力低下、运动障碍、聋哑、癫痫等严重的脑损伤后遗症。

婴儿捂热综合征主要以对症治疗为主。首先是降低体温,立即去除造成捂热的因素,让患儿的身体脱离高温环境,移至空气新鲜和通风良好的地方。迅速采用物理降温法,如:温水擦浴。不应使用发汗退热药物,以免出汗过多加重虚脱。婴幼儿由于体表面积相对较大,通过散热方式降温大多效果较好。在给患儿散热的同时,也要立即把其头上和身体上的汗擦干,在温暖的室内为其换上干爽的内衣,避免感冒。同时给患儿多喝一些温水。

婴儿捂热综合征该如何预防呢?不要保暖过度是总的原则。不要给孩子穿得过于厚重,只要孩子手脚和头部温温的,没有汗,就说明孩子不冷。对于婴幼儿的衣着,一般比成人多一件就可以了。适当地让孩子做些活动,玩时比静时少一件,室外比室内多一件。冬季房间适宜的温度最好在20℃—25℃左右,经常给房间通风换气,不要因为怕冻坏孩子而终日紧闭门窗,清新的空气对孩子的呼吸系统和抵抗力非常有益。夜晚睡觉时不要给孩子穿得太多,也不要盖得太多,不宜垫电热毯,热水袋应远离皮肤。让孩子的头面部露在被窝外面,千万不能把头捂在被子里。

第四节　意外伤害心理危机的救助

意外伤害不但威胁婴幼儿的生命和健康,还可能会对其造成心理上的伤害,使其产生心理危机。心理危机是指当一个人面临困难情境而先前处理危机的方式和惯常的支持系统不足以应对眼前的处境，必须面对的困难情境超过了其能力时，产生的暂时的心理困扰。婴幼儿缺乏自我调节和保护能力，对伤害和心理压力的承受能力差，且不能完全地表达需求，意外伤害后的心理危机往往较成人更严重。

一、心理危机的影响因素

1. 事件本身作用因素

意外伤害事件本身的强度、持续时间、伤亡情况等在很大程度上决定了孩子的心理反应。

2. 个人因素

心理危机的产生与孩子个体先天的人格特质有一定的关系。一般而言，具有内向、敏感、不善沟通和消极的自我暗示等人格倾向的孩子易产生自卑、悲观和抑郁情绪。

3. 社会因素

社会因素包括家庭、学校、社会等支持系统。一般认为，在意外伤害事件中有良好的社会支持能明显减少婴幼儿心理危机的产生。而父母或身边监护人员的忽视或过多的关注可能对孩子造成二次伤害。

二、意外伤害的心理异常表现

婴幼儿语言发育水平低，常常无法正确表述出自己的感受，心理受到伤害后往往向两极发展：一种是更直接和更剧烈的反应，如：大哭大闹，难以安慰；另一种则是麻木和呆滞，可能表现看上去很正常，但是内心非常痛苦。儿童心理伤害主要表现在以下几个方面：

1. 退行或社会退缩行为

孩子表现得比实际年龄更为幼稚，如：吸吮手指、尿床等。过度依恋（黏人），常常处于焦虑中，害怕离开亲人。如亲人不在场时会哭闹、拒绝其他人接触、有夸张行为（小题大作）等。以幼稚行为来求得他人支持，寻求暂时的解脱。

2. 对周围事物的担心和恐惧

孩子受到伤害后会担心意外伤害再次发生，担心自己的安全，害怕与意外伤害有关的情境或场景。可以表现为高度恐惧，因为一些小事而极度警觉和过敏，总是惊恐不安，难以放松下来。害怕出门，拒绝上学，害怕回到受伤的地方。难以入睡，总是做噩梦。

3. 情绪变化反复无常

孩子可能出现烦躁好动、喜怒无常、易被激惹、易怒等状况；上课时顶嘴、不服从管教，甚至有攻击行为等；有的孩子有时会抱怨头痛、胃痛或其他身体方面的不适；注意力难以集中，上课易分心。

4. 压抑回避

有的孩子表面上不哭不闹，但神情呆滞、沉默寡言、情绪低落，不愿提及与意外伤害发生相关的事或物，缺乏情感表达、冷漠、兴趣淡泊、自闭，内心却可能有暴发性冲动，情绪容易走极端。

三、心理危机救助的主要措施

无论孩子意外伤害后表现异常与否，监护者和幼教人员都要给予更多的关爱，多陪伴孩子。对孩子的经历表达同情和认可,保护孩子远离进一步的伤害。提供人性化的安慰和支持是心理援助最重要的方式。具体措施包括以下 3 点:

1. 保证婴幼儿安全

尽快安置儿童远离意外伤害现场以及可能继续发生危险的场所,例如火灾、交通事故的现场,避免进一步的伤害。将孩子与受伤的幸存者分开,避免进一步的情绪刺激。对受到伤害的孩子进行急救处理,减轻其疼痛,必要时送医院进一步治疗。孩子的情绪易受成年人的影响。因此,成年人首先要控制自己的感受和情绪,尽量不要在儿童面前表现出惊慌、焦虑、紧张、悲观、无助等情绪,更不要将暴躁、愤怒的情绪向孩子宣泄。要让孩子相信你能保护他,帮他脱离痛苦。要通过自己的行为让孩子感到安全,缓解孩子的紧张、压力和恐惧。

2. 倾听和关爱

孩子受到意外伤害后,千万不要呵斥孩子,而是主动去倾听孩子说什么,注意他做什么。给孩子倾诉情绪的机会,并使孩子感受到你的理解与关爱,从而缓解孩子的心理压力。关爱是儿童心理救助的关键。要学会用眼睛去"倾听",特别是对于不会用语言表达自己的婴幼儿,应通过搂抱、抚摸等形体语言与婴幼儿"交谈",表达对他们的注意和关爱,平复他们的情绪。

3. 交流和沟通

要关注受到意外伤害后孩子言行的变化,对出现退行或社会退缩行为甚至自闭的孩子,要更有耐心。理解儿童所有的情绪反应和表达,主动引导孩子,与孩子交流,帮助孩子了解他的害怕和难过。通过画画、做游戏等方式,让孩子将内心感受、体验表达出来,将焦虑、恐怖、压抑等多种消极情绪宣泄出来。

严重的心理危机得不到及时的救助和正确的疏导,有时会影响孩子终生,可能造成性格异常、学习障碍、多动症、孤独症和慢性健康问题(如:肥胖、哮喘等)。因而意外伤害后及时评估孩子的心理状态,积极进行干预非常重要,必要时需要请专业的心理专家进行疏导。在正确的关心和引导下,让孩子重建安全感和自信心,才能保证其身心健康成长。

参考文献

1. 王卫平. 儿科学. 8版. 北京：人民卫生出版社,2013.
2. 崔焱,仰曙芬. 儿科护理学. 6版. 北京：人民卫生出版社,2017.
3. 江载芳,申昆玲,沈颖. 诸福棠实用儿科学. 8版. 北京：人民卫生出版社,2015.
4. 李小寒,尚少梅. 基础护理学. 6版. 北京：人民卫生出版社,2017.
5. 邵肖梅,叶鸿瑁,丘小汕. 实用新生儿学. 4版. 北京：人民卫生出版社,2011.
6. 李红毅. 小儿皮肤病诊疗. 广州：广东科技出版社,2009.
7. 任现志. 实用小儿推拿. 北京：科学技术文献出版社,2008.
8. 李乐之,路潜. 外科护理学. 5版. 北京：人民卫生出版社,2012.
9. 戴淑凤. 中国儿童早期教养工程（0—1岁方案）. 北京：中国妇女出版社,2012.
10. 吴利平,李艳秀. 0—6岁胎教早教一点通. 北京：中医古籍出版社,2007.
11. 鲍秀兰. 0—3岁儿童最佳的人生开端. 北京：中国妇女出版社,2013.
12. 人力资源和社会保障部,中国就业培训技术指导中心. 育婴员. 2版. 北京：海洋出版社,2013.
13. 区慕洁. 中国儿童游戏方程：0—1岁亲子益智游戏. 北京：中国妇女出版社,2012.
14. 刘湘云,陈荣华,赵正言. 儿童保健学. 4版. 南京：江苏科学技术出版社,2011.
15. 程晔,刘小娥,陆国平. 2015美国心脏协会心肺复苏指南更新解读——儿童基础生命支持部分. 中国小儿急救医学,2015,22(11)：747-751.
16. 赵祥文,肖政辉. 儿科急诊医学手册. 北京：人民卫生出版社,2015.